Rose Marie Donhauser

Schlank mit ALDI

Low Fat, low Price –
preiswert abnehmen und genussvoll sparen

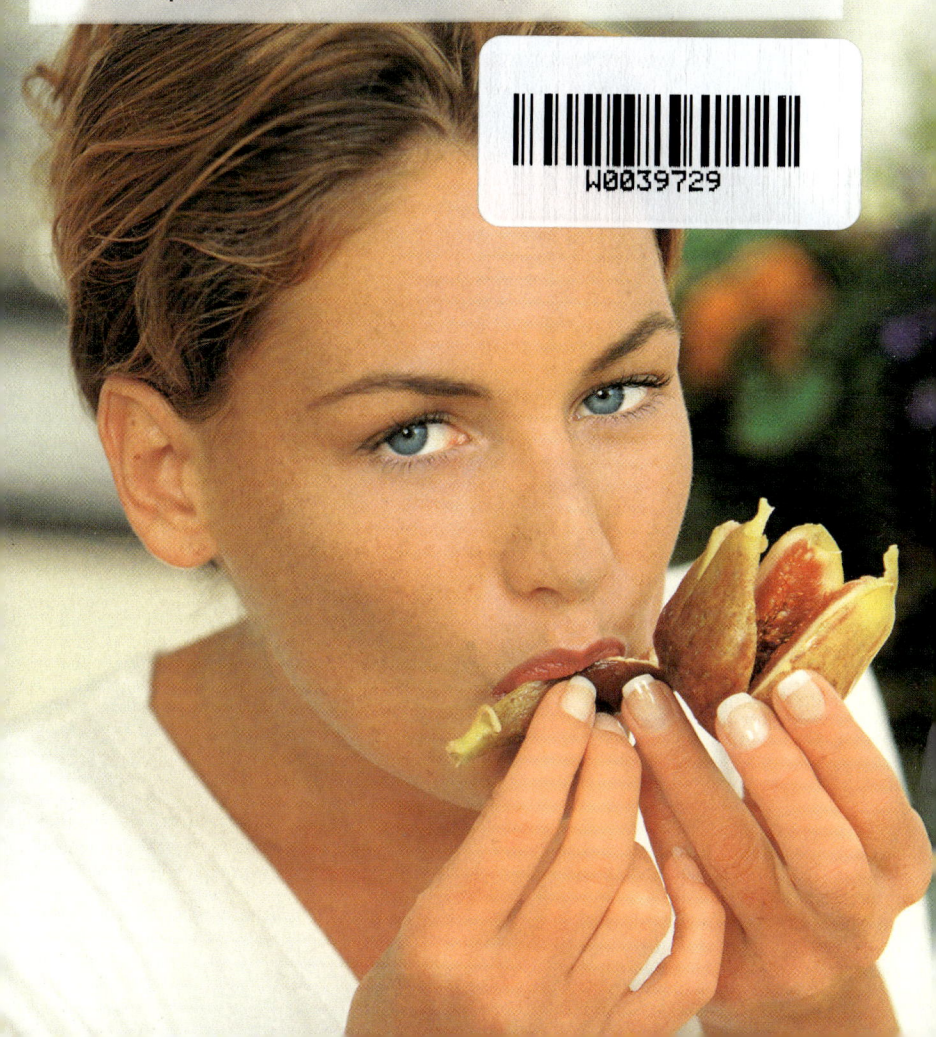

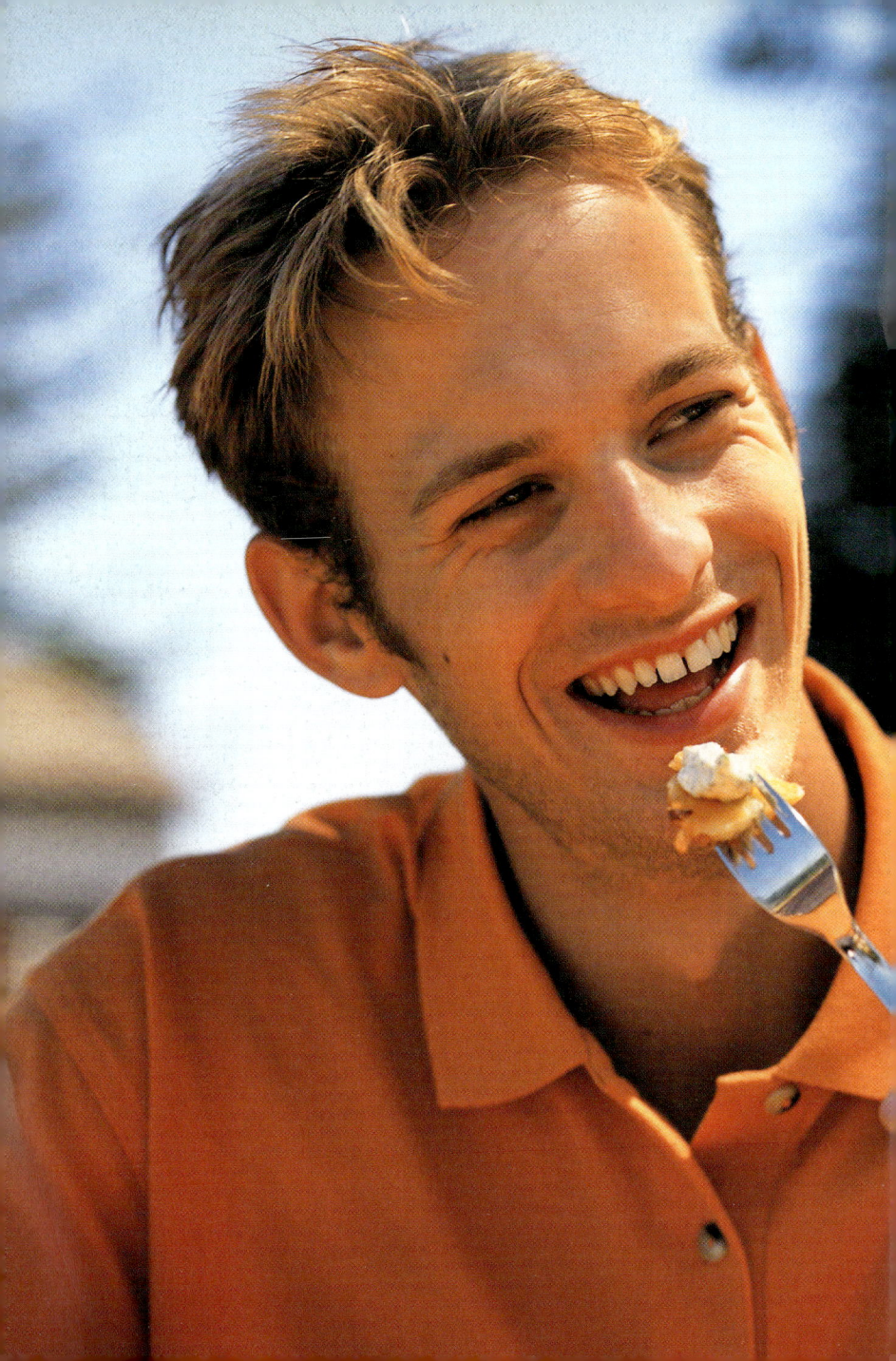

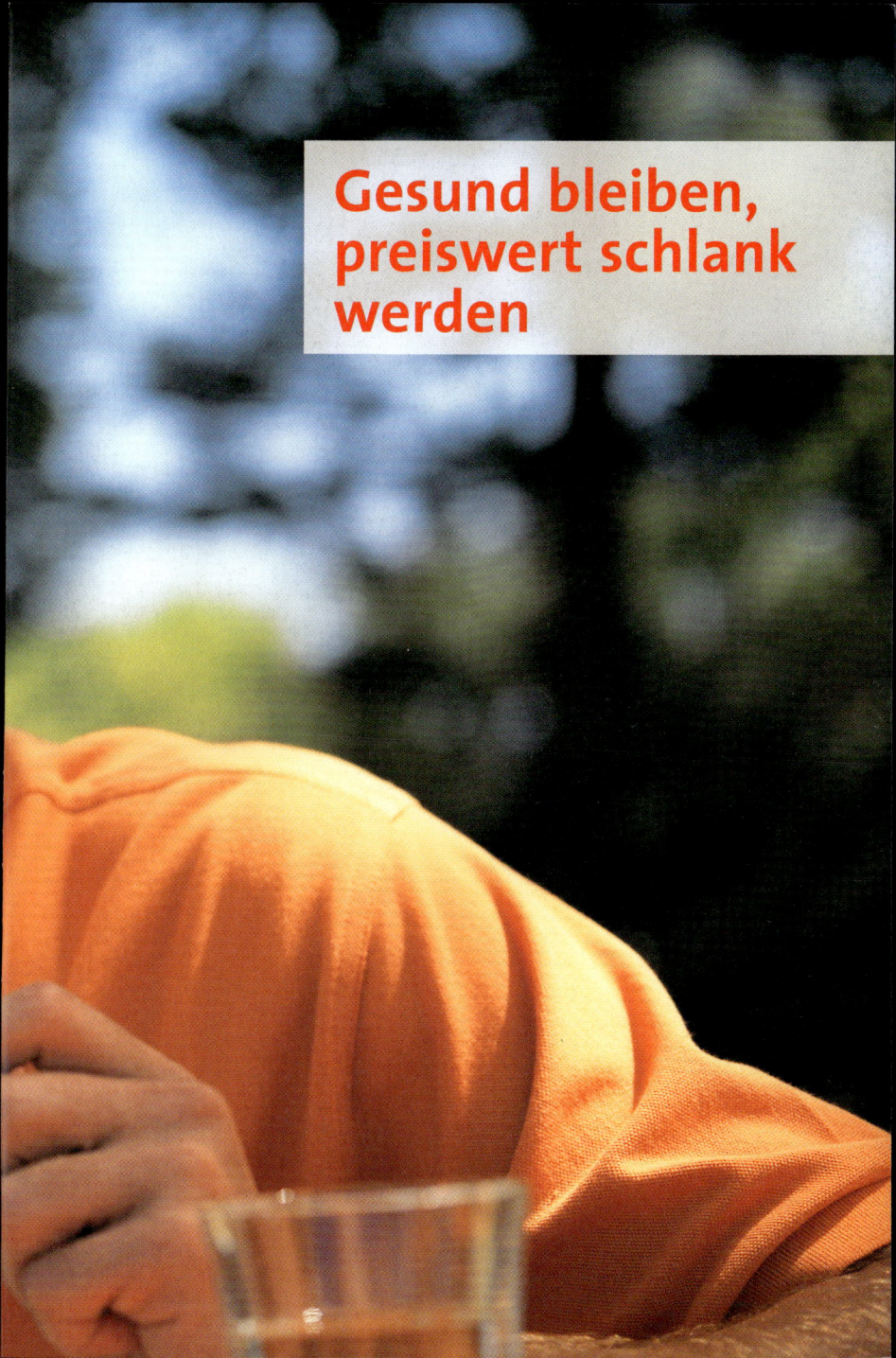

Gesund bleiben, preiswert schlank werden

Inhalt

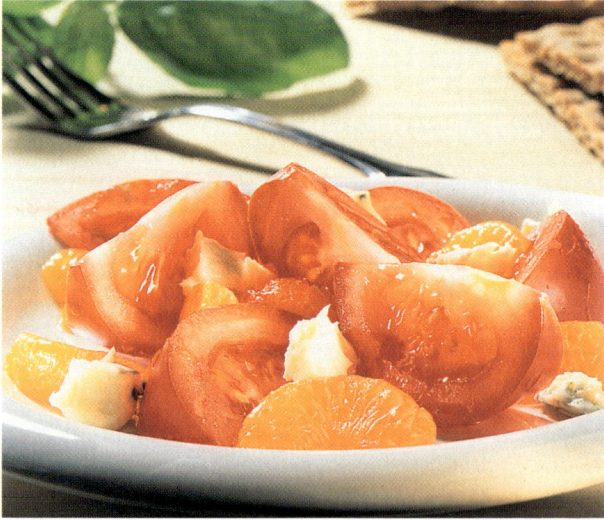

Süß und pikant: Der Tomaten-Mandarinen-Snack liefert Ballaststoffe und Vitamine. Edelpilzkäse sorgt für die deftige Note.

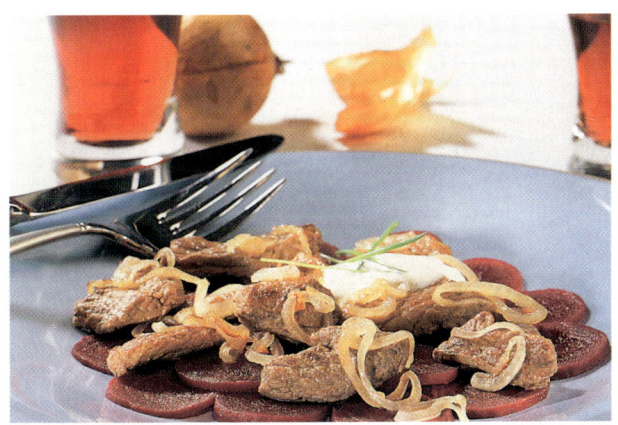

Deftige Diät: Rote Bete mit Zwiebel-fleisch sind gesund, kalorienarm und stillen auch den großen Hunger.

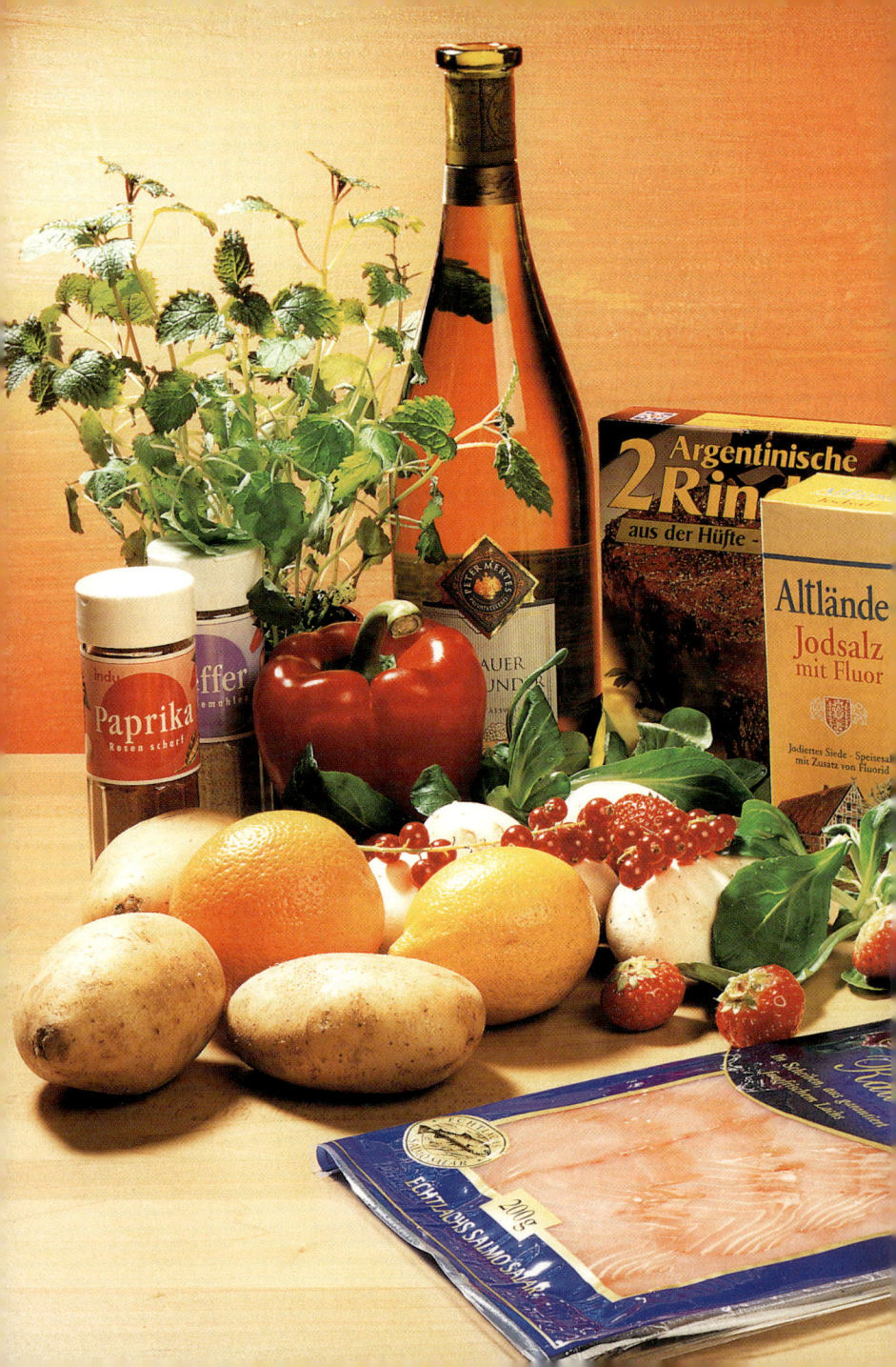

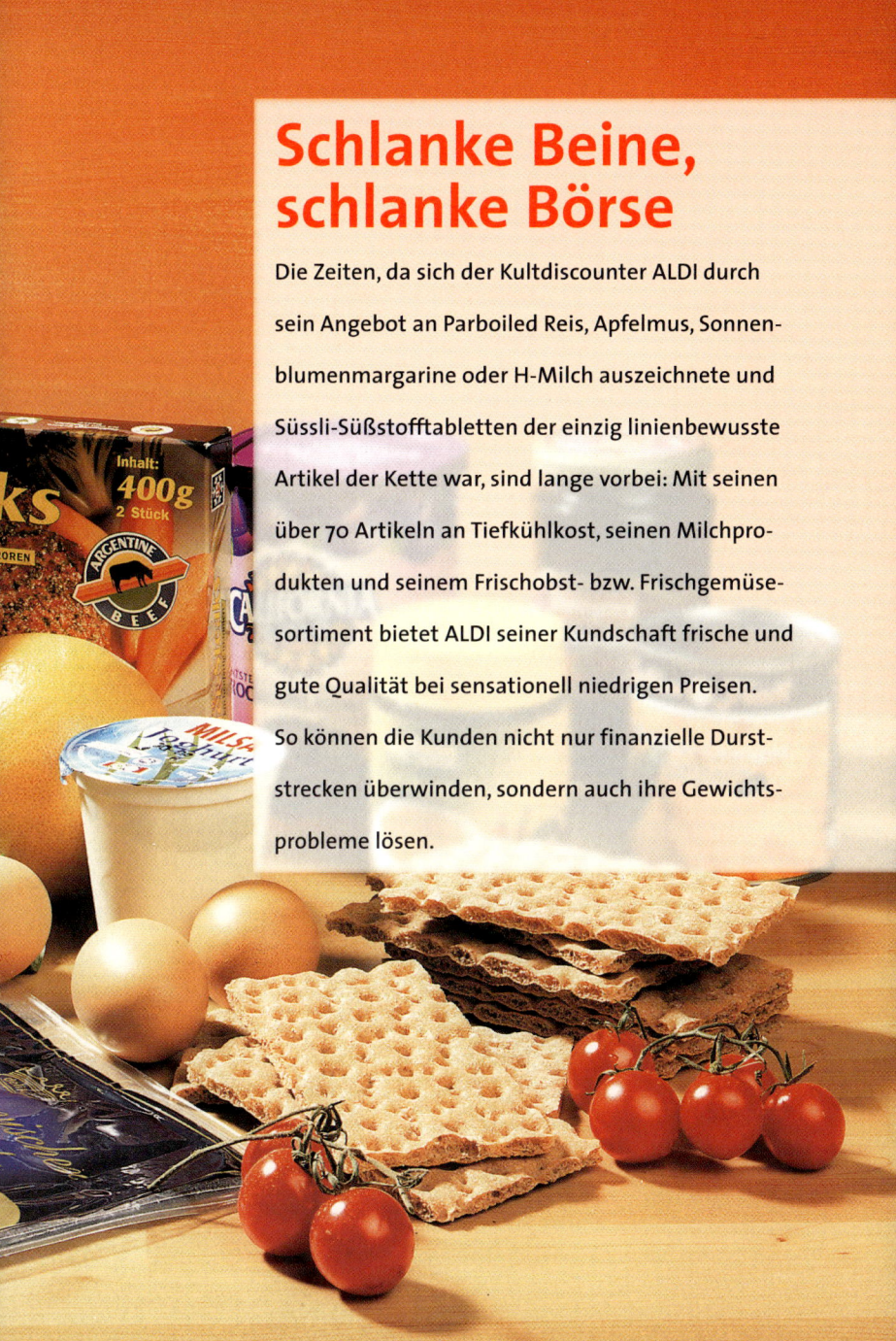

Schlanke Beine, schlanke Börse

Die Zeiten, da sich der Kultdiscounter ALDI durch sein Angebot an Parboiled Reis, Apfelmus, Sonnenblumenmargarine oder H-Milch auszeichnete und Süssli-Süßstofftabletten der einzig linienbewusste Artikel der Kette war, sind lange vorbei: Mit seinen über 70 Artikeln an Tiefkühlkost, seinen Milchprodukten und seinem Frischobst- bzw. Frischgemüsesortiment bietet ALDI seiner Kundschaft frische und gute Qualität bei sensationell niedrigen Preisen. So können die Kunden nicht nur finanzielle Durststrecken überwinden, sondern auch ihre Gewichtsprobleme lösen.

Die ALDIÄT für Geldbeutel und Figur

Gutes Essen und der Kultdiscounter ALDI formieren sich zu einer Kombination, die nicht nur dem Geldbeutel, sondern auch der Figur gut tut. Wer noch glaubt, dass billige Produkte notwendigerweise schlechte Produkte sein müssen, der sollte sich durch das ALDI-Konzept vom Gegenteil überzeugen lassen. ALDI nutzt zwei Vorteile von Großabnehmern: Zum einen kauft der ALDI-Konzern bei den Herstellern der Lebensmittelindustrie solche Riesenmengen ein, dass über diese hohe Quantitätsschiene Niedrigpreise möglich sind, die der Verbraucher dankbar annimmt. Zum anderen ist der Umschlag der Lebensmittel so hoch, dass z. B. Eier schneller den Laden verlassen als sie hereingekommen sind. Knackiges Gemüse, taufrisches Obst, Fleisch- und Fischleckereien aus dem Tiefkühlfach sowie Käse, Milchprodukte, Fleisch- und Fischerzeugnisse aus dem Kühlregal bürgen für 37 Prozent Stammkundschaft, Tendenz steigend.

Das Unternehmen kauft seit Beginn der 90er Jahre immer gesundheitsbewusster ein: Seine Lebensmittel erhalten regelmäßig die Auszeichnung »sehr gut« oder »gut« der Stiftung Warentest.

Dieses Büchlein wurde für Sie zusammengestellt, damit Sie für Ihre Diät, bei der man normalerweise sowieso nicht bestens gelaunt ist, nur eine Anlaufstelle für Ihren Einkauf brauchen – nämlich ALDI. Klemmen Sie sich dieses Rezeptbuch unter den Arm, so haben Sie auch gleich Ihre Einkaufsliste dabei. Also: Pfunde und Stress sparen mit der ALDIÄT.

Diäten – ein schwieriges Thema

Das Wort »Diät« kommt aus dem Griechischen und bedeutet eine abweichende Kostform von der üblichen Ernährung zur Vorbeugung und Behandlung von Erkrankungen. Im Volksmund bedeutet Diät schlichtweg Abnehmen. Die wenigsten Menschen haben bei einer kalorienreduzierten Kostform das Ziel, etwas für die Gesundheit zu tun. Vielmehr jagen sie in einer besonders gesundheitsschädlichen Form einem Schönheitsideal nach, das in der Regel nie erreicht wird. Dabei wird mit Crashkuren, Hungertagen und einseitigen Diäten der Körper mehr geschädigt als durch die lästigen fünf Pfund Übergewicht. Unser Organismus meldet sich erst nach Jahren unvernünftiger Diätkuren mit Nachwehen bzw. Krankheiten. Ich z. B. habe mit 16 Jahren eine zweiwöchige Apfelkur gemacht, um in eine hautenge Lederjeans zu passen. 14 Tage nur Äpfel! Seit dieser Diät bin ich hoch allergisch gegen Äpfel: Sie lösen bei mir Unwohlsein aus, verursachen einen pelzigen Zungenbelag und Übelkeit aus. Sicherlich haben Sie sich auch schon einmal einer Blitzdiät oder Crashkur unterzogen und hinterher festgestellt, dass das tagelange Hungern umsonst waren.

Misserfolge bei Diäten können Frustration und Depressionen auslösen: Crash-Diäten, die einen Verlust von einem Kilo pro Tag versprechen, setzen auf Mangelernährung, sind also Stress, für Körper wie Seele und ihr Erfolg ist nur von kurzer Dauer.

Diät – aber die richtige

Richtig abnehmen heißt aber auch Verantwortung für den Körper während der Diätzeit zu übernehmen, also eine kalorienreduzierte, aber gesunde Ernährung zu zelebrieren. Der Körper muss während der Umstellung auf weniger Kalorien noch mehr als sonst mit lebensnotwendigen Biostoffen versorgt werden. Es wäre fatal zu glauben, Diät hätte nichts mit Gesundheit zu tun. In diesem Büchlein finden Sie Rezepte, die fettarm und gesund mit frischen Produkten zubereitet sind. Es werden keine Fertigprodukte und wenig konservierte Lebensmittel verwendet. Tierische Fette werden durch pflanzliche Öle ersetzt, Butter gibt es nur in Ausnahmefällen, wenn sie geschmacklich unabdingbar ist.

Hungern ist das Falscheste, was Sie tun können, denn ein drastischer Nahrungsentzug stört den Stoffwechsel, mindert die Leistungsfähigkeit, ist mit Mangelerscheinungen verbunden und kann zu Langzeitschäden führen. Nur wer sich bewusst ernährt, ernährt sich gesund. Und wer sich gesund ernährt, hat kräftige Haare und Fingernägel, eine schöne

Haut, gute Nerven und eine gesunde, lebensfrohe Ausstrahlung. Mit einer gesunden Ernährung wird die Leistungsfähigkeit erhöht, die Bedürfnisse des Körpers werden gedeckt, und Sie nehmen dabei stetig ab – wenn Sie's nötig haben.

46 Prozent der weiblichen Bevölkerung Europas hält sich für zu dick, obwohl nur 27 Prozent der Frauen wirklich übergewichtig sind.

Nicht mit Gewalt

Fangen Sie langsam mit einer Ernährungsumstellung an. Ersetzen Sie z. B. den Schokoriegel am Nachmittag durch eine Banane. Tauschen Sie jede zweite Tasse Kaffee gegen ein Glas frisch gepressten Orangensaft oder 100%igen Ananas- oder Grapefruitsaft aus. Entdecken Sie die Energie von Mineralwasser, wählen Sie ein stark magnesiumhaltiges Wasser – und trinken Sie zwei bis drei Liter am Tag. Reduzieren Sie das Fett auf Ihrem Speisezettel, meistens reicht die Hälfte oder sogar nur ein Viertel. Knabbern Sie am Abend keine Chips, sondern Sonnenblumenkerne, Rosinen, Möhren, einen Apfel oder eine besonders aromatische Tomate. Lesen Sie die Etiketten auf den Lebensmitteln, und kaufen Sie fettreduzierten Joghurt anstatt Sahnejoghurt,

Clever ausgetauscht

Anstatt	Lieber
Weißem Reis	Vollkornreis
Dosengemüse	Tiefkühlgemüse
Cornflakes	Müsli mit Vollkornflocken
Fettreichem Käse (40–70%)	Fettreduzierter Käse (20–30%)
Schweineschmalz	Pflanzenöl, Margarine
Gesüßten Fruchtgetränken	Reine Obst- und Gemüsesäfte
Fleischbrühwürfel	Gemüsebrühe (Instant)
Schweinefleisch	Weißes Fleisch
Wurst	Schinken

saure Sahne anstatt Mayonnaise, fettarme Milch statt Vollmilch und Geflügelwurst statt Salami. Lassen Sie Ihren Salat nicht in Öl schwimmen, sondern machen Sie ihn mit ein paar Tropfen gutem Aceto balsamico an.

Unclever essen

▶ Verzichten Sie auf die Fritteuse – die Lebensmittel saugen sich mit Fett voll wie ein Schwamm, bevor sie gar sind.

▶ Vergessen Sie Chips, Flips, Erdnüsse und dergleichen – 100 Gramm Chips enthalten 32 Gramm Fett pur.

▶ Meiden Sie Trüffel, Nougat & Füllungen – sie bestehen zu großen Teilen aus Butter.

▶ Ändern Sie Ihre Saucenrezepte – Sauce hollandaise z. B. ist nichts anderes als flüssige Butter mit Eiern.

▶ Croissants und Buttergebäck sollten Sie grundsätzlich übersehen lernen – sie enthalten viel Fett und Weißmehl.

▶ Verbieten Sie sich die Mayonnaise – 100 Gramm enthalten 80 Gramm Fett, macht allein 96 Fettkalorien plus 679 normale Kalorien, also insgesamt 775 Kalorien auf 100 Gramm.

▶ Erlauben Sie sich Mascarpone nur in Ausnahmefällen – er ist konzentriertes Fett auf italienisch.

▶ Seien Sie vorsichtig bei Geflügelwurstprodukten – das Fleisch ist so fettarm, dass zur Bindung viel Fett verwendet werden muss.

▶ Achten Sie auf die Zusammensetzung von Aufstrichen – damit etwas streichfähig wird, muss Fett ran.

▶ Verzichten Sie auf Salami, Zwiebelmettwurst, Mortadella – hier sieht man sogar die Fettstücke.

▶ Meiden Sie Fertigmahlzeiten – sie enthalten zu viele versteckte Fette.

▶ Grundsätzlich sollten Sie immer die Inhaltsstoffe lesen: Was an erster Stelle steht, ist am meisten enthalten, lassen Sie alles im Regal stehen, wo Fett und Zucker an erster oder zweiter Stelle angegeben sind.

Gerade beim Abnehmen macht das »Kleinvieh den Mist«: Die meisten Kalorien werden zwischen den Mahlzeiten zugeführt oder gelangen über die Zutaten ins Essen.

Clever essen, clever kochen

Schauen Sie zuerst Ihren Müll an. Wie viele Dosen, Plastikverpackungen und Behältnisse lassen auf Ihre Essgewohnheiten schließen? Machen Sie es sich zum Sport, nicht nur den Müll zu entlasten, sondern auch sich selbst. Füllen Sie Ihren Einkaufskorb bei ALDI mit Frischobst bzw. -gemüse sowie mit Lebensmitteln aus dem Tiefkühlregal.

Im Folgenden sind die Waren, die aus der ALDI-Tiefkühltruhe stammen, mit (TK) gekennzeichnet.

▶ Fischfilets (TK) grillen, mit wenig Fett braten oder dünsten und mit einer leichten Sauce reichen

▶ Salate mit Joghurtdressing anmachen oder kalorienreduzierte Fertigsaucen verwenden

▶ Suppen mit püriertem Gemüse binden – auf Sahne oder Mehlschwitzen verzichten

▶ Fleisch und Fisch zur Beilage und die Beilagen zur Hauptsache machen

Low fat – wenig Fett

Fett ist lebensnotwendig. Es dient unserem Körper als Energielieferant und Vitaminspeicher, da fettlösliche Vitamine ohne Fett nicht aufgenommen werden können. Doch Vorsicht: Zu viele versteckte Fette in den Nahrungsmitteln erhöhen unseren Fettkonsum, ohne dass wir uns dessen bewusst werden. Der empfohlene Tagesbedarf liegt zwischen 60 und 80 Gramm Fett pro Tag, wir aber nehmen durchschnittlich etwa das Doppelte zu uns. Die Folge sind nicht nur Übergewicht, sondern Zivilisationskrankheiten wie Gicht, Bluthochdruck, Arteriosklerose und Altersdiabetes (Diabetes Typ II). Damit Sie bei Ihrer Diät Ihr Fett wegbekommen, sollten Sie auf tierische Fette verzichten. Sie enthalten gesättigte Fettsäuren, die den Cholesterinspiegel in die Höhe und die Fettzellen in die Breite treiben. Bevorzugen Sie stattdessen ungesättigte Fettsäuren, z. B. pflanzliche Öle und pflanzliche, ungehärtete Fette:

Lassen Sie die Regalreihen von Fertigprodukten, Süßwaren, Keksen und Chips links liegen.

▶ Rapsöl – es ist hoch erhitzbar und cholesterinfrei, senkt also den Cholesterinspiegel.

▶ Olivenöl – es enthält Ballaststoffe, Milchsäure, Vitamin A und 78 Prozent einfach ungesättigte Fettsäuren.

▶ Walnussöl – sein Anteil an ungesättigten Fettsäuren beträgt über 70 Prozent, es enthält viel nervenstärkendes Selen.

▶ Sonnenblumenöl – es hat einen hohen Lezithingehalt, enthält viel Vitamin E, ist hoch erhitzbar und daher ein guter Begleiter für Pfannengerichte.

▶ Traubenkernöl – kaltgepresstes Traubenkernöl ist reich an Vitamin E, Spurenelementen und Bioflavonoiden; es sollte nicht erhitzt werden.

▶ Kürbiskernöl – es enthält Vitamine und entwässernde Mineralstoffe, ist also der ideale Diätbegleiter; damit sein unverwechselbarer Geschmack erhalten bleibt, dürfen Sie es nicht erhitzen.

Unsere Energielieferanten

Unsere Ernährung setzt sich aus Eiweißen, Fetten und Kohlenhydraten zusammen. Diese Stoffe durchlaufen unterschiedliche Stoffwechselprozesse.

Kohlenhydrate sind die Basis unserer Ernährung. Sie werden beim Verdauungsprozess in einfache Zucker (Glukose) aufgespalten. Glukose wird durch Verbrennung in Energie umgewandelt. Kohlenhydrate liefern Brennstoff für Nervenzellen, rote Blutkörperchen, Gehirn und Muskeln. Sie sättigen und werden nicht zu Depotfett umgewandelt. Kohlenhydrate sind in Getreideprodukten, Kartoffeln, Reis, Obst, Gemüse und Salaten zu finden.

Eiweiß wird in seine kleinsten Bausteine, die Aminosäuren, zerlegt. Diese werden im Zellstoffwechsel zu Organeiweiß aufgebaut. Eiweiß ist sozusagen ein Muskelmacher. Es sollte

Fischöle bilden eine Ausnahme unter den tierischen Fetten: Sie sind wegen ihres Gehalts an Omega-3-Fettsäuren außerordentlich gesund. Meeresfische wie Lachs, Heilbutt oder Hering sollten daher regelmäßig auf Ihrem Diätplan stehen.

täglich nur ein Drittel der Nahrung ausmachen. Eiweiß ist in Fleisch, Fisch, Geflügel, Eiern, Früchten, Getreideprodukten, Nüssen und Milchprodukten enthalten.

Fett Die mittelkettigen, wasserlöslichen Fettsäuren dienen unserem Körper als Energielieferanten, die langkettigen Fettsäuren hingegen werden in den Fettdepots des Organismus gelagert. Da fettlösliche Vitamine vom Körper ohne Fett nicht aufgenommen werden können, sollten Sie bei einer Diät nicht vollkommen auf Fett verzichten.

Wieder alles beim Alten?

Insgesamt gibt es ca. 900 verschiedene Diäten. Alle zeigen in den ersten Tage große Erfolge, weil der Organismus zuerst überschüssiges Wasser ausscheidet. Dann jedoch schraubt er aufgrund der geringen Kalorienzufuhr seine Tätigkeit zurück und will seinen Grundumsatz nicht wieder steigern, wenn die Diät zu Ende ist. Die Folge: Sie nehmen ab, haben aber ein paar Wochen später wieder das gleiche Gewicht oder sogar mehr. Der Jo-Jo-Effekt ist eingetreten. Da die Fettzellen nach dem verordneten Hungerstreik vermehrt Fett in ihre Depots einlagern, nehmen Sie schneller zu als vor der Diät.

Der Jo-Jo-Effekt stellt sich ein, wenn der Organismus nach einer Hungerphase weniger Energie verbraucht als zuvor. Wird nach einer Diät wieder normal gegessen, stehen dem Körper mehr Kalorien zur Verfügung, als er verbrennen kann: Sie nehmen zu.

Individuelle Psychotricks

Für jeden Erfolg, auch für den Kampf gegen die Pfunde, gilt:
▶ Nicht reden, handeln! Erfahrungsgemäß verlaufen Diäten am besten, wenn man sich ohne großartige Ankündigung im Bekanntenkreis mit seiner Ernährungsumstellung beschäftigt. Wenn dann die Frage kommt: »Hast du abgenommen?«, ist der Erfolg auch für andere schon sichtbar.
▶ Nicht horten! Leeren Sie vor der Diät die Regale, den Kühlschrank und die Speisekammer. Lagern Sie keine Süßigkeiten zu Hause. Irgendwann wird jeder schwach, und dann

werden die Vorräte geplündert. Ich habe z. B. schon öfters restliche Schokode in den Tiefkühler gelegt. Gefrorene Schokolade braucht, bis sie auftaut, und man hat Zeit, die Lust auf Süßes zu überwinden. Dabei muss jeder seine eigenen Tricks finden. Der eine kann nur abnehmen, wenn der Kühlschrank leer ist, der andere braucht das Gefühl, jederzeit essen zu können, wenn er wollte.

▶ Zeit verplanen! Wenn Sie Diät halten, haben Sie mehr Zeit, denn Sie kochen weniger. Bauen Sie in Ihre Abnehmzeiten mehr Aktivitäten ein. Verabreden Sie sich mit Freunden zum Radfahren, ins Kino, in eine Ausstellung, in die Oper, oder kombinieren Sie die Diät mit einem Schönheitsprogramm: Baden Sie jeden Tag, betreiben Sie intensive Haut- und Haarpflege. Für manche ist ein Strickzeug am Abend ideal. Die Hände sind nicht frei zum Naschen!

Gewohnheiten blockieren

Haben Sie Ihre Essgewohnheiten schon einmal genauer beobachtet? Essen Sie mit Ihrer Familie, weil das gemeinsame Essen ein schönes Ritual ist, oder haben Sie wirklich Hunger, wenn die Kinder aus der Schule kommen? Essen Sie, weil Sie hungrig sind, aus Appetit oder aus Gewohnheit? Geht es beim Kaffeeklatsch am Nachmittag nicht mehr um das Beisammensein und die Kommunikation als um die Kalorienzufuhr? Wenn Sie aus Geselligkeit essen, sollten Sie nur die Hälfte der gewohnten Portion essen und auf gründliches Kauen achten. Am Nachmittag schälen Sie sich zwei Äpfel, anstatt den gedeckten Apfelkuchen mit Sahne zu verzehren. So halten Sie Ihre sozialen Kontakte aufrecht, nehmen dabei aber nur ein Zehntel der Kalorien zu sich. Wenn das Frühstück wie ein Uhrwerk abläuft, Kaffee, Semmeln, Butter, Marmelade, stoppen Sie es – trinken Sie erst einmal ein Glas lauwarmes Wasser auf nüchternen Magen. Sie werden sehen, dass der morgendliche Appetit gedämpft ist.

Vergessen Sie Semmeldiät, FdH-Diät, Kartoffeldiät, Rohkostdiät – sich kurzfristig neue Gewohnheiten anzueignen und danach wieder in die alten Fehler zurückzufallen, ist nicht notwendig. Ändern Sie Ihre Gewohnheiten von Grund auf. Das dauert länger, bleibt aber auf die Dauer erfolgreich.

Warum Kalorienzählen Frust schafft

▶ Eine Tafel Schokolade hat ca. 500 Kilokalorien. Bei 1000 Kalorien pro Tag nimmt man ab. Also könnte ich heute zwei Tafeln Schokolade, morgen eine Tüte Chips und übermorgen den ganzen Tag Kartoffeln essen. Rechnerisch nicht falsch, aber ernährungsphysiologisch voll daneben. Würden Sie diese Ernährungsweise über eine bestimmte Zeit praktizieren, würden Ihre Zähne locker, Sie litten unter Verstopfung, Ihre Haut würde pickelig – kurz der Körper würde rebellieren.

Kalorien zu zählen, ist passé. Früher wurde grundsätzlich nach Kalorien gerechnet, heute hat die Forschung erwiesen, dass genetisch vorbestimmt ist, wie der Körper die Kalorien verbrennt.

▶ Sie könnten auch alles querbeet essen und dabei den Kaloriengehalt jedes Bissens akribisch notieren. Bei 1000 Kalorien am Tag nehmen Sie ab, keine Frage. Doch nach einigen Wochen wird sich Frust melden, denn Kalorienzählen macht unfrei. Es produziert das Gefühl, sich einschränken zu müssen. Seele und Kopf proben den Aufstand, die nächste Konditorei wird gestürmt.

▶ Streichen Sie bei Ihrer geplanten Diät das Wörtchen »Diät«. Sie erproben eine langfristige Ernährungsumstellung, deren schöner Nebeneffekt eine Gewichtsreduzierung sein wird.

▶ Verhandeln Sie mit sich selbst. Machen Sie Tauschgeschäfte: Sie können heute mit Freunden die Sahnetorte am Nachmittag essen, verzichten aber gerne dafür am Abend auf Ihre gewohnte Mahlzeit. Sie sind am Wochenende zum Fondue eingeladen, fragen aber höflich, ob es denn auch mit Gemüsebrühe anstatt mit Fett gemacht werden könnte.

Alkohol gehört zu den größten Diätsünden: Wenn schon, dann gönnen Sie Ihrem Körper mindestens vier Tage alkoholfreies Dasein. Ihre Leber hat Zeit, sich zu regenerieren.

▶ Achten Sie auf Bewegung: Wenn Sie zum Sonntagsbrunch gehen, halten Sie sich an die leichten Gerichte und gehen vielleicht am Nachmittag ausgleichshalber zum Squashen, auf eine Radtour, zum Joggen oder Volleyballspielen. Keine Ernährungsumstellung ist ohne die Unterstützung durch Sport und Bewegung denkbar, denn Bewegung aktiviert den Stoffwechsel. Steigen Sie vom Auto aufs Fahrrad um, ersetzen Sie den Fernsehkrimi durch einen Spaziergang.

Vom Essen wird man schön

Vom Hungern wird man leichter, schöner aber wird man durch die Zufuhr von Vitaminen, Bio- und Mineralstoffen. Nur ein ausgewogener Speiseplan sichert die Aufnahme der wichtigen Spurenelemente wie Eisen und Jod sowie der Mineralstoffe Natrium, Kalzium, Magnesium und Kalium. Greifen Sie also bei den Frischprodukten von ALDI zu:

▶ Eier, Milchprodukte, Haferflocken und Hülsenfrüchte sorgen für schöne Fingernägel und kräftiges Haar.

▶ Beeren, Pilze, Zitrusfrüchte und Milchprodukte stärken Knochen, Zähne und Zahnfleisch.

▶ Möhren, Spinat, Kohl, Kiwi, Pilze und Zitrusfrüchte sorgen für eine reine, schöne Haut.

▶ Zitrusfrüchte, Paprika, Sauerkraut und Brokkoli stärken die Nerven und steigern die Leistungsfähigkeit.

▶ Reis, Kartoffeln, Früchte, Artischocken, Kohl und Spargel entwässern und straffen das Gewebe.

Achten Sie darauf, zu jeder Mahlzeit Gemüse, Salat oder Obst in großen Mengen zu sich zu nehmen, und trinken Sie zu jedem Essen zwei Gläser Mineralwasser: So sorgen Sie für die Vitamin- und Flüssigkeitszufuhr.

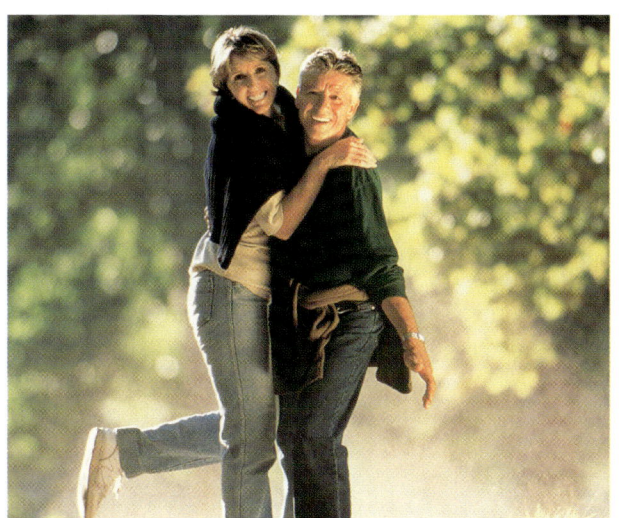

Wer vernünftig isst, wird sich über mangelnde Dynamik nicht mehr beklagen können.

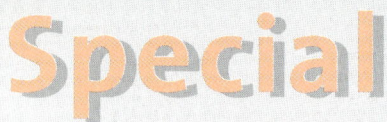

Special

Vitamine, Mineralstoffe, Spurenelemente

Vitamine, wo, wie und welche?

Eine Diät mit anschließender Ernährungsumstellung setzt den Organismus einer harten Belastungsprobe aus. Daher ist es wichtig, auf eine ausgewogene und vitaminreiche Ernährung zu achten. Das Wort »Vita« kommt aus dem Lateinischen und bedeutet Leben. Vitamine steuern im Körper den Stoffwechsel und übernehmen vielfältige zusätzliche Schutzfunktionen.

Für den Menschen sind insbesondere 13 Vitamine von Bedeutung. Man unterscheidet zwischen den vier fettlöslichen Vitaminen A, D, E und K, die im Organismus gespeichert werden, und den wasserlöslichen Vitaminen Vitamin B1, B2, Niazin, Vitamin B6, Pantothensäure, Biotin, Vitamin B12, Folsäure und Vitamin C, die ausgeschieden und folglich immer wieder ersetzt werden müssen.

Nachfolgend finden Sie eine Aufstellung der Vitamine, die Sie täglich brauchen, eine Beschreibung ihrer Wirkung sowie der Symptome, die bei Vitaminmangelerscheinungen auftreten können.

Fettlösliche Vitamine

Vitamin A ist sehr wichtig für normales Wachstum, gesunde Haut, Augen, Schleimhäute und Zahnfleisch. Mangelerscheinungen können zu Trockenheit, Schuppen- und Faltenbildung der Haut führen, zu erhöhter Anfälligkeit für Infekte, zu Wachstumsverzögerung und gestörter Zahnbildung.

▶ Ihren Tagesbedarf können Sie z.B. mit 30 Gramm Kalbsleber, 250 Gramm Spinat, 200 Gramm Grünkohl oder 140 Gramm Feldsalat decken.

▶ Vorkommen in Möhren, Aprikosen, Kürbis und Mangold.

Vitamin D ist sehr wichtig für Zähne und Knochen; es hilft dem Körper, Kalzium und Phosphor zu verwerten. Bei mangelnder Zufuhr kann es zur Verlangsamung der Zahnentwicklung, zu Knochenerweichung und zu möglicher Verformung des Skeletts kommen.

▶ Ihren Bedarf decken Sie mit 30 Gramm Lachs, 20 Gramm Hering, 40 Gramm Aal.

▶ Vorkommen in Fisch, Leber, Hefe und Eigelb.

Vitamin E schützt die Zellen vor der Zerstörung durch Oxidation. Verstärkte Mangelsymptome sind Muskelschwund und die Auflösung der roten Blutkörperchen.

▶ Mit z. B. 430 Gramm Erbsen, 10 Gramm Weizenkeimöl oder 330 Gramm Grünkohl decken Sie Ihren Tagesbedarf.

▶ Vorkommen in Spargel, Lauch, Milch, Nüssen, Eiern, Brennnesseln und Ölen.

Vitamin K ist wesentlich für die Verwertung von Eiweiß und die einwandfreie Funktion des Nervensystems. Bei einem Mangel an Vitamin K tritt eine Störung der Blutgerinnung und erhöhte Blutungsneigung auf. Die Berechnung von Vitamin K ist schwierig, da die Wissenschaft noch nicht mit Sicherheit weiß, wie viel Vitamin K ein Erwachsener braucht. Die empfohlene Tagesdosis liegt zwischen 0,7 und 2,0 Milligramm.

▶ Vorkommen in Tomaten, Spinat, Kohl, Milch, Geflügel, Herz und Leber.

Wasserlösliche Vitamine

Vitamin B1 ist wichtig für die Funktionsfähigkeit des Nervensystems und trägt zur Energiegewinnung aus der Nahrung bei. Bei Mangel an Vitamin B1 treten Verdauungsstörungen, Müdigkeit, Appetitlosigkeit und Störungen des emotionalen Gleichgewichts auf.

▶ Ihr Tagesbedarf wird z. B. mit 200 Gramm Schweinefleisch gedeckt.

▶ Weitere Vorkommen in Kartoffeln, Geflügel, Nüssen, Trockenhefe, Vollkornbrot und Hülsenfrüchten.

Vitamin B2 ist für die Verwertung von Kohlenhydraten, Eiweiß und Fetten im Körper. Bei Mangelerscheinungen treten Risse in den Mundwinkeln, verzögertes Wachstum und Hautveränderungen an Lippe und Nase auf.

▶ Ihren Tagesbedarf können Sie z. B. mit einem Liter Milch decken.

▶ Vorkommen in Eiern, Spinat, Käse, Milch, Fleisch und Vollkornbrot.

Vitamin B6 ist wesentlich für die Verwertung von Eiweiß und die einwandfreie Funktion des Nervensystems. Mangelerscheinungen sind Hautveränderungen, Blutarmut, nervösen Störungen und Depressionen.

▶ Die tägliche Bedarfsdeckung erreichen Sie z. B. mit einer Portion Sardinen.

▶ Vorkommen in Seefisch, Gemüse (vor allem Brokkoli, Kohl), Kartoffeln, Vollkornbrot, Bananen, Soja, grünen Bohnen und Fleisch.

Vitamin B12 trägt zur Bildung der roten Blutkörperchen bei, verhindert eine bestimmte Form der Blutarmut sowie Erkrankungen des Rückenmarks. Ein

Special

Mangel kann zur Schädigung der Magenschleimhaut und zur Fehlbildung der roten Blutkörperchen führen.

▶ Der Tagesbedarf ist mit 10 Gramm Kalbsleber gedeckt.

▶ Vorkommen in Fleisch, Eier, Milch, Käse, Lachs und Sauerkraut.

Folsäure ist wichtig für die Zellteilung und Zellneubildung, insbesondere bei den roten und weißen Blutzellen. Sie verhindert gewisse Formen der Anämie. Folsäuremangelerscheinungen zeigen sich in Form von Schleimhautveränderungen im Mund, Schädigung der Magenschleimhaut und Verdauungsstörungen.

▶ Bei einer Nahrungsaufnahme von z. B. 200 Gramm Weißkohl ist Ihr Tagesbedarf gedeckt.

▶ Vorkommen in Nüssen, Eiern, Kohl, Kartoffeln, Tomaten, Milch, Leber und Blattgemüsen.

Pantothensäure ist wichtig für den Stoffwechsel von Fetten, Kohlenhydraten und Proteinen, zur Bildung von Fettsäuren und bestimmten Hormonen. Pantothensäuremangel resultiert in Muskelkrämpfen und Magen-Darm-Störungen.

▶ Ihren Tagesbedarf können Sie z. B. mit 200 Gramm Weißkohl oder 150 Gramm Leber decken.

▶ Vorkommen in Melonen, Fleisch, Erbsen, Milch, Blumenkohl, Leber und Vollkornprodukten.

Vitamin C erhält und stärkt die körpereigenen Abwehrkräfte und verbessert die Eisenaufnahme aus der Nahrung. Es ist wichtig für die Bildung und Funktionserhaltung von Bindegewebe und Knochen. Ein Vitamin-C-Mangel äußert sich durch erhöhte Anfälligkeit für Infektionen, rasche Ermüdung, psychische Störungen und verzögerte Wundheilung.

▶ Den Tagesbedarf decken 40 Gramm schwarze Johannisbeeren, 120 Gramm Erdbeeren oder 50 Gramm Kiwi.

▶ Vorkommen in Kohl, Kartoffeln, Milch, Petersilie, Brokkoli, Leber, Paprika, Zitrusfrüchten und Hagebutten.

Für den Körper unverzichtbar ...

Neben den Vitaminen sind Spurenelemente und Mineralstoffe für feste Knochen, stabile Nerven, einen ausgeglichenen Wasserhaushalt, einen störungsfrei ablaufenden Stoffwechsel und gesundes Gewebe verantwortlich.

... Mineralstoffe ...

Zu den Mineralstoffen zählen Kalzium, Magnesium, Natrium, Kalium, Phosphor, Chlor und Schwefel.

Kalzium ist verantwortlich für Knochenaufbau und -erneuerung sowie für die Reizweiterleitung in den Nerven.

▶ Vorkommen in Käse, Mandeln, Joghurt und Eigelb.

Magnesium steuert den intrazellulären Stoffwechsel, den Eiweißstoffwechsel, die Herstellung von Stresshormonen.

▶ Vorkommen in Kürbiskernen, Nüssen, Getreide und Sojaprodukten.

Natrium steuert den Wasserhaushalt des Körpers, transportiert Nährstoffe und Enzyme zu und in die Zellen.

▶ Vorkommen in Oliven, Schinken, Käse.

Kalium ist der Gegenspieler von Natrium; er sorgt für das Gleichgewicht des Wasserhaushalts und unterstützt den Glukosestoffwechsel im Hirn.

▶ Vorkommen in Avocado, Brokkoli, Kartoffeln, Bananen, Kohlrabi und Sellerie.

Phosphor liefert Substanz für Knochen und Zähne; es ist Bestandteil im Stoffwechsel der Nerven und für die Verwertung von Vitamin B2 und Niazin nötig.

▶ Vorkommen in Weizenkleie, Weizenkeimen, Käse, Samen, Hülsenfrüchten.

Chlor reguliert den Säure-Basen-Spiegel des Bluts und der Körperflüssigkeiten, baut die Magensäure auf, reguliert den Wasserhaushalt.

▶ Vorkommen in Kochsalz.

Schwefel ist Bestandteil der Aminosäuren, baut Bindegewebe, Knorpel, Gelenkkapseln und Gelenkschmiere auf und sorgt für die Entgiftung des Körpers.

▶ Vorkommen in Miesmuscheln, Erdnüssen, Meerrettich, Kakao und Parmesan

... und Spurenelemente

Zu den wichtigsten Spurenelementen gehören Eisen, Zink, Jod und Chrom. Daneben braucht der Körper jedoch auch noch Mangan, Selen, Kupfer, Fluor, Kobalt, Silizium, Nickel, Bor, Molybdän, Vanadium und Lithium.

Eisen versorgt Zellen, Muskeln und rote Blutkörperchen mit Sauerstoff.

▶ Vorkommen in Leber, Sprossen, Pilzen

Zink ist ein Bauteil der Zellwände und aktiviert die Enzyme beim Aufbau sämtlicher Hormone.

▶ Vorkommen in Austern, Hühnerherzen, Linsen, Leber, Schaltieren und Korn

Jod ist Teil des Schilddrüsenstoffwechsels und der Schilddrüsenhormone.

▶ Vorkommen in Seefisch, Muscheln, Algen, Meeresfrüchten und Spinat

Chrom hilft bei der Zufuhr von Glukose in die Zellen und stabilisiert den Blutzuckerspiegel.

▶ Vorkommen in Weizenkorn, Kartoffeln, Datteln, Nüssen, Rindfleisch und Pilzen

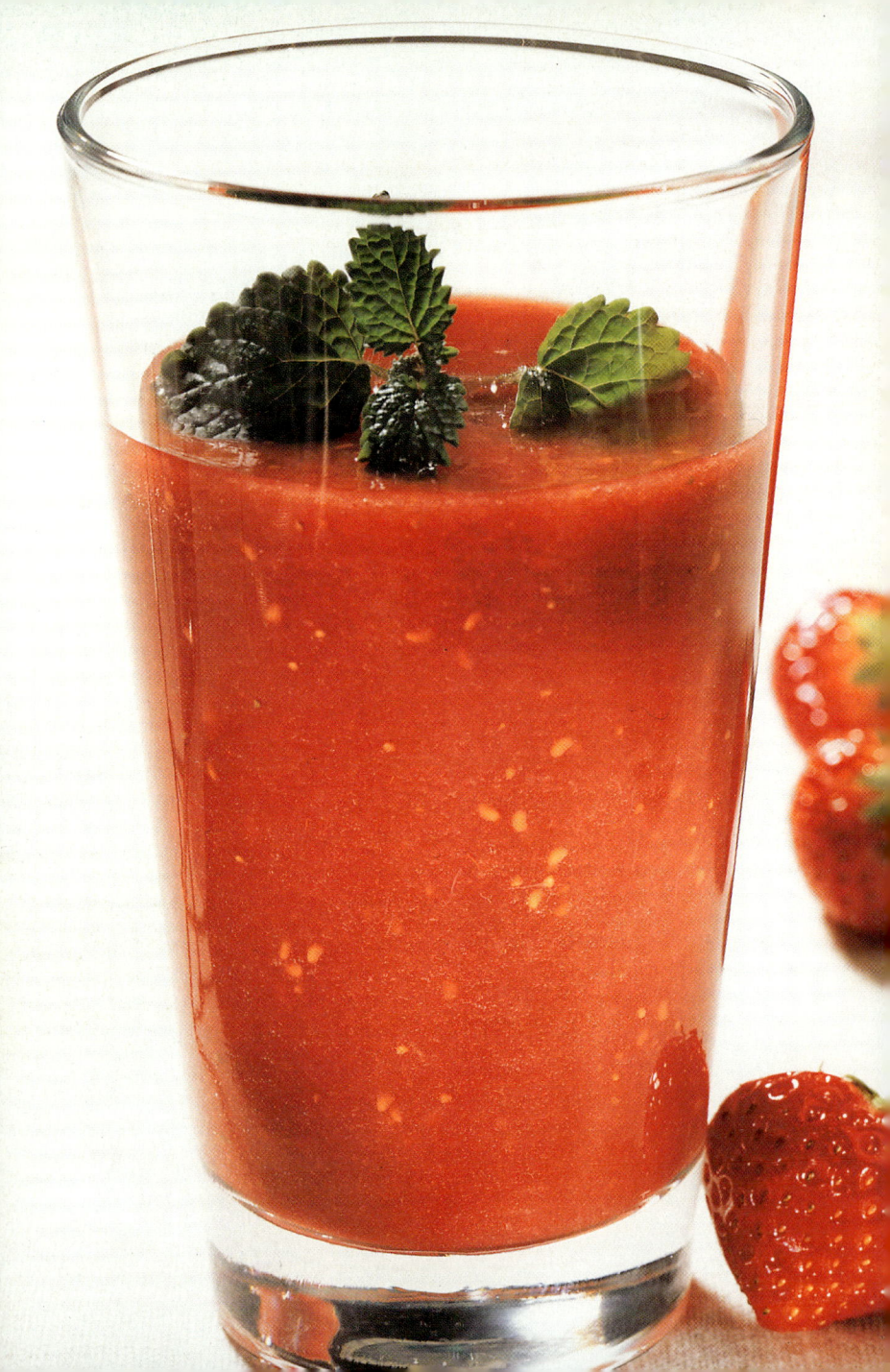

Wenn der kleine Hunger kommt

Mit dem ALDI-Diätbuch sollen Ihnen nicht nur

14 Tage Diät erleichtert werden, sondern es soll

Sie das ganze Jahr über bei einer langfristigen

Ernährungsumstellung begleiten, weil Abnehmen

und Gesundheit in direktem Zusammenhang stehen.

Der hartnäckigste Widersacher für Gesundheit und

Gewicht ist der kleine Hunger zwischendurch:

Er führt zum unkontrollierten Griff nach der

Schokolade, den Erdnüssen, den Gummibärchen.

Folgende Rezepte helfen Ihnen, diesen Wider-

sacher zu bändigen.

Keine Chance dem Heißhunger

Bei Diäten denkt man unbewusst immer an Essen – was man vor der Diät normalerweise nicht macht. Alle Gedanken drehen sich um Gerichte, die man gerade jetzt nicht essen sollte, oder man stellt sich vor, was man nach der Diät wieder alles genießen könnte: eine gedankliche Spirale, der man nur entrinnen kann, wenn man seine Diät richtig angeht, das heißt, sich nicht auf Teufel komm raus kasteit, sich nicht jeden Genuss verwehrt und nicht in allerkürzester Zeit die Wunschkilos abnehmen will, die einen belasten.

Wenn Sie bewusst Fett reduzieren – ein Gramm Fett enthält neun Kilokalorien –, dann sagen Sie auch den freien Radikalen in Ihrem Körper den Kampf an: Ihr Vorhandensein ist ebenfalls von der Ernährung abhängig.

Dieses Kapitel soll daher eine psychologische Unterstützung auf dem Weg zu einem besseren Wohlbefinden darstellen. Seine Grundregeln sind:

▶ Genuss ja, aber in kleinen Mengen
▶ Den Magen nicht aushungern lassen
▶ Das Gefühl haben, auf nichts verzichten zu müssen

Der kleine Hunger kommt erfahrungsgemäß nach zu kleinen Hauptmahlzeiten. Wollen Sie jetzt alle Vorsätze über Bord werfen und in diesem Zustand Ihr Süßigkeitenlager plündern? Das wäre schade. Verzehren Sie lieber die empfohlenen Zwischenmahlzeiten prophylaktisch, damit Ihnen Ihr Unterzucker nicht zu schaffen macht. Die empfehlenswertesten Zwischenmahlzeiten sind in ihre natürliche Schale verpackt: Apfel, Banane, Nektarine, Birne, Erdbeeren, frische Kohlrabistücke, ein paar Radieschen etc. geben Ihnen Ihre Frische zurück, besiegen die Müdigkeit und füllen Ihr leeres Depot mit Fruchtzucker auf. Alternativen dazu sind Joghurt, Buttermilch, Quark, ein fettarmes Stück Käse, eine Scheibe Zwieback, Knäckebrot oder eine Hand voll Zerealien. Die Liste wäre endlos fortzusetzen, schauen Sie einfach, was ALDI zu bieten hat. Wir haben in diesem Kapitel einige Rezepte gegen den kleinen Hunger entwickelt, die schnell gemacht und wertvoll für Ihre Diätausdauer sind.

Die Nährwertangaben neben den Gerichten beziehen sich – wenn nicht anders angegeben – jeweils auf eine Portion.

Roter Joghurt

ZUTATEN FÜR 2 PERSONEN

2 Becher fettarmer Joghurt • 1 TL sortierte Kräuter (TK) • 1 TL Zitronensaft • 1/2 Glas Rote Bete • Salz, Pfeffer

101/422 kcal/kJ
6 g Eiweiß
2 g Fett
12 g Kohlenhydrate
1 g Ballaststoffe

ZUBEREITUNG

1 Joghurt mit Kräutern, Zitronensaft und 2 bis 3 Esslöffeln
Rote-Bete-Saft verquirlen.

2 Rote Bete würfeln, unter den Joghurt heben, mit Salz und
Pfeffer würzen.

Rotkohlsalat mit Walnüssen

ZUTATEN FÜR 2 PERSONEN

1 Kräuterbaguette • 400 g Rotkohl • Salz, Pfeffer • 1 TL Olivenöl
1 EL Aceto balsamico • 2 EL geschälte Walnüsse

387/1615 kcal/kJ
12 g Eiweiß
11 g Fett
59 g Kohlenhydrate
9 g Ballaststoffe

ZUBEREITUNG

1 Kräuterbaguette in Scheiben schneiden und im vorgeheizten Ofen bei etwa 220 °C (Umluft 200 °C, Gas Stufe 4–5) rösten.

2 In der Zwischenzeit den Rotkohl waschen, auf einer Küchenreibe fein hobeln, salzen und mit den Händen kräftig durchkneten, bis der Kohl weich wird und Saft abgibt.

3 Den Rotkohl mit Pfeffer, Olivenöl und Aceto balsamico würzen. Die Walnüsse fein hacken und unter den Salat mischen.

4 Den Rotkohl auf zwei Schalen verteilen und die gerösteten
Baguettescheiben oben auflegen.

TIPP Ein altes Sprichwort sagt, dass gute Nerven in Fett einge-
bettet sein müssen. Für Diätler heißt das übersetzt, dass man
Fett nicht ersatzlos streichen kann, weil es lebensnotwendig
ist. Besonders Nüsse und Olivenöl verfügen über essenzielle
Fettsäuren – ein bisschen davon hält uns bei Diätlaune.

Heiße Nachmittagssuppe

Zutaten für 2 Personen

70/298 kcal/kJ
6 g Eiweiß
5 g Fett
1 g Kohlenhydrate
1 g Ballaststoffe

4 Kopfsalatblätter • 50 g Kochschinken • 400 ml heiße Gemüsebrühe (Instant)

Zubereitung

1 Die Kopfsalatblätter waschen, trockenschwenken und die dicken Rippen herausschneiden.

2 Den Salat in feine Streifen schneiden und auf zwei Suppenteller oder Suppentassen verteilen. Den Schinken fein würfeln und darüber streuen.

3 Die kochend heiße Brühe über Salat und Schinken gießen. Nach Geschmack gehackten Schnittlauch darüber streuen.

Tipp Besonders an kalten Tagen ist diese Suppe sehr empfehlenswert. Wenn Sie bei einer Kalorienreduzierung – wie die meisten – frösteln, wärmt Sie diese klare Brühe wieder auf.

Süßer Quark

Zutaten für 2 Personen

185/775 kcal/kJ
18 g Eiweiß
0 g Fett
26 g Kohlenhydrate
2 g Ballaststoffe

250 g Magerquark • 2 EL Aprikosen- oder Erdbeermarmelade
1 saftiger Pfirsich • 4 EL Orangensaft (100 %) oder Multivitaminsaft

Zubereitung

1 Den Magerquark mit der Marmelade gründlich verrühren und in zwei Schälchen füllen.

2 Den Pfirsich waschen, halbieren, entkernen und in Spalten schneiden. Die Quarkspeise damit garnieren und mit Saft beträufeln.

Info Eine Tafel Schokolade hat ca. 550 Kilokalorien, dieses Dessert etwa 185 Kilokalorien.

Radieschenjoghurt

Zutaten für 2 Personen

8 bis 10 Radieschen • 150 g Magermilchjoghurt • Salz, Pfeffer
1 TL sortierte Kräuter (TK) • 4 Scheiben Knäckebrot

106/443 kcal/kJ
6 g Eiweiß
1 g Fett
19 g Kohlenhydrate
1 g Ballaststoffe

Zubereitung

1 Die Radieschen putzen, die Stielansätze entfernen. Waschen und in Stifte schneiden.

2 Radieschenstifte mit Joghurt locker vermengen. Mit Salz, Pfeffer und Kräutern würzen.

3 Den Radieschenjoghurt als Belag auf die Knäckebrotscheiben geben.

Info 1 Bund Radieschen von 80 Gramm hat nur 7 Kilokalorien oder 28 Kilojoule. Trotzdem sind damit etwa 25 Prozent des Tagesbedarfs an Kalium, Kalzium, Phosphor, Magnesium, Eisen, Fluorid, Niazin, Vitamin B und Vitamin C gedeckt.

Zucchiniquark

Zutaten für 2 Personen

1 Zucchini • Saft von 1/2 Zitrone • 250 g Magerquark • 1 EL Oliven mit Paprikafüllung • Salz, Pfeffer • 4 Scheiben Knäckebrot

206/862 kcal/kJ
20 g Eiweiß
2 g Fett
24 g Kohlenhydrate
2 g Ballaststoffe

Zubereitung

1 Die Zucchini putzen, waschen, die Stielansätze entfernen und das Fruchtfleisch auf einer Küchenreibe fein raspeln. Zitronensaft und Magerquark cremig rühren.

2 Die Oliven in Streifen schneiden und mit den Zucchiniraspeln unter den Quark rühren. Mit Salz und Pfeffer würzen und in zwei Schälchen füllen. Das Knäckebrot dazu genießen.

Tipp Für Vegetarier die geeignete Brotzeit.

Rösti mit Grünzeug

ZUTATEN FÜR 2 PERSONEN

108/453 kcal/kJ
3 g Eiweiß
6 g Fett
10 g Kohlenhydrate
3 g Ballaststoffe

4 Rösti (TK) • 1 kleine Paprikaschote • 1/2 Salatgurke • Salz, Pfeffer
2 EL Schmand/Sauerrahm

ZUBEREITUNG

1 Die Rösti im vorgeheizten Backofen nach Packungsaufschrift backen.

2 In der Zwischenzeit die Paprikaschote putzen, waschen, halbieren und entkernen.

3 Die Salatgurke waschen, schälen, längs halbieren und entkernen. Paprika und Gurke auf einer Küchenreibe fein hobeln.

4 Je zwei Rösti auf einen Teller legen und mit dem Gemüse garnieren. Mit Salz und Pfeffer würzen. Je einen Esslöffel Schmand darauf geben.

TIPP Wenn's schnell gehen soll: Anstatt Rösti Knäckebrot, Zwieback, Brotchips oder Vollkornbrot verwenden.

Kräuterquark mit Knoblauch

ZUTATEN FÜR 2 PERSONEN

203/852 kcal/kJ
20 g Eiweiß
2 g Fett
25 g Kohlenhydrate
1 g Ballaststoffe

1 EL sortierte Kräuter (TK) • 3 EL Milch • 250 g Magerquark
2 Knoblauchzehen • Saft von 1/2 Zitrone • Salz, Pfeffer • edelsüßes
Paprikapulver • 4 kleine Scheiben Ciabatta oder Knäckebrot

ZUBEREITUNG

1 Kräuter und Milch in den Quark rühren. Den Knoblauch abziehen und durch eine Presse in den Quark drücken. Gründlich verrühren und mit Zitronensaft, Salz, Pfeffer und Paprikapulver würzen.

2 Den Kräuterquark auf Ciabatta oder Knäckebrot streichen. Mit Paprikapulver bestäuben.

Möhren mit Orangen-Sahne-Dip

ZUTATEN FÜR 2 PERSONEN

2 mittlere Möhren • 100 g saure Sahne • 1 TL sortierte Kräuter (TK)
Saft von 1/2 Orange • 3 Tropfen flüssiger Süßstoff • Salz, Pfeffer

82/342 kcal/kJ
2 g Eiweiß
5 g Fett
6 g Kohlenhydrate
2 g Ballaststoffe

ZUBEREITUNG

1 Die Möhren schälen, je nach Dicke längs halbieren oder
vierteln, in etwa 4 Zentimeter lange Stücke schneiden.
2 Saure Sahne mit Kräutern, Orangensaft und Süßstoff verrühren. Mit Salz und Pfeffer würzen.
3 Den Dip auf zwei Schälchen verteilen und die Möhren-
stücke hineintunken.

TIPP 100 Gramm Möhren enthalten nur 20 Kilokalorien oder
85 Kilojoule, decken aber den Tagesbedarf an Vitamin A.
Dieses Vitamin ist wichtig für Augen, Haut, Schleimhäute,
Immunsystem und Schilddrüse. Natürliche Vitamin-A-Quel-
len sind Leber, Milch, Spinat, Feldsalat, Pilze und Möhren.

Kohlrabidipers

ZUTATEN FÜR 2 PERSONEN

4 Scheiben Parmaschinken • 100 g Sauerrahm/Schmand • Salz,
Pfeffer • 1 mittelgroßer Kohlrabi

98/409 kcal/kJ
7 g Eiweiß
6 g Fett
4 g Kohlenhydrate
1 g Ballaststoffe

ZUBEREITUNG

1 Den Parmaschinken klein schneiden und unter den Sauerrahm rühren. Mit Salz und Pfeffer würzen.
2 Den Kohlrabi schälen und in dicke Stifte schneiden. Die
Kohlrabistifte in den Quark dippen.

TIPP Kohlrabi enthält sehr viel Vitamin C, und 100 Gramm
davon enthalten nur 16 Kilokalorien oder 64 Kilojoule.

Grapefruit mit Paprika

ZUTATEN FÜR 2 PERSONEN

295/1236 kcal/kJ

6 g Eiweiß

18 g Fett

26 g Kohlenhydrate

5 g Ballaststoffe

1 Grapefruit • 1 rote Paprikaschote • 1 Apfel • 50 g gehackte Walnüsse
1 TL Zitronensaft • 1 Spritzer Olivenöl • Salz, Pfeffer • 2 Scheiben
Knäckebrot

ZUBEREITUNG

1 Die Grapefruit schälen, auch die weiße Haut entfernen und das Fruchtfleisch klein würfeln.

2 Die Paprikaschote waschen, halbieren, entkernen und in dünne Streifen schneiden. Den Apfel waschen, entkernen und in dünne Spalten schneiden.

3 Alle Zutaten locker vermengen. Mit Salz und Pfeffer würzen. Auf zwei Teller verteilen und je eine Scheibe Knäckebrot dazu reichen.

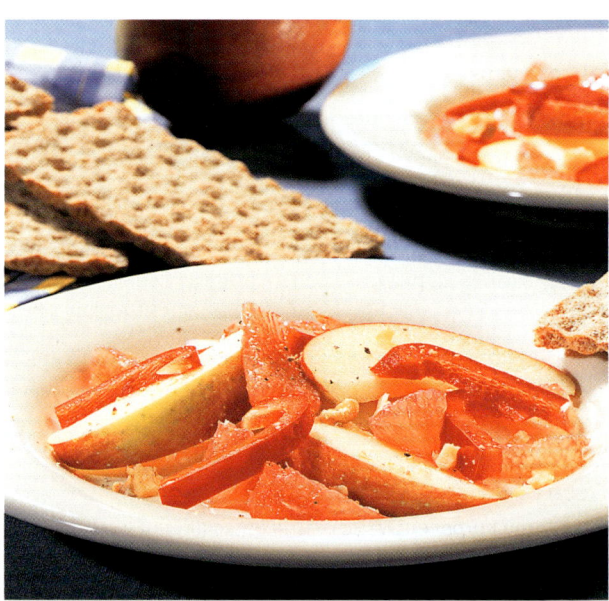

Die Fruchtsäuren von Apfel und Grapefruit in Verbindung mit dem würzigen Paprikageschmack machen den Charme dieses Snacks aus.

TIPP Dieser Salat ist kalorienarm und extrem gesund. Die rote Paprika ist reicher an Vitamin C als die Grapefruit: Sie enthält 140 Milligramm Vitamin C auf 100 Gramm. Vitamin C stärkt die körpereigenen Abwehrkräfte und verbessert die Eisenaufnahme aus der Nahrung; es ist wichtig für die Bildung und Funktionserhaltung von Bindegewebe und Knochen. Ein Vitamin-C-Mangel äußert sich durch erhöhte Anfälligkeit für Infektionen, rasche Ermüdung, psychische Störungen und verzögerte Wundheilung. Ihren täglichen Vitamin-C-Bedarf decken Sie mit 120 Gramm Erdbeeren, 40 Gramm schwarzen Johannisbeeren oder 50 Gramm Kiwi.

Weitere Vitamin-C-haltige Nahrungsmittel sind Kartoffeln, Zitrusfrüchte, Erbsen, Kohl und Spinat.

Weinsauerkraut mit Ananas

ZUTATEN FÜR 2 PERSONEN
300 g Weinsauerkraut • 100 g Ananas in Stücken mit etwas Saft
1 Becher Naturjoghurt • Salz, Pfeffer

ZUBEREITUNG

1 Das Sauerkraut mit einer Gabel in einer Schüssel auflockern. Ananasstücke mit etwas Saft untermengen.
2 Den Naturjoghurt mit zwei Esslöffeln Ananassaft verrühren und über den Salat gießen. Mit Salz und Pfeffer würzen.
3 Das Ganze mit Folie abdecken und etwa 1/2 Stunde im Kühlschrank durchziehen lassen.

124/517 kcal/kJ
6 g Eiweiß
3 g Fett
16 g Kohlenhydrate
5 g Ballaststoffe

TIPP Diese Zwischenmahlzeit ist eine geeignete Hauptmahlzeit für den Abend, wenn
▶ Sie dem Abnehmen nachhelfen wollen, denn die Ananas enthält das eiweißspaltende Enzym Bromelain, das die Verdauung aktiviert.
▶ Sie Ihren Körper entwässern und entschlacken wollen, denn die Milchsäurebakterien des Sauerkrauts entgiften den Darm und sorgen für eine gesunde Darmflora.

Möhrenjoghurt mit Dörrpflaumen

ZUTATEN FÜR 2 PERSONEN

175/731 kcal/kJ

6 g Eiweiß

5 g Fett

25 g Kohlenhydrate

5 g Ballaststoffe

4–6 Dörrpflaumen • Saft von 1/2 Orange • 2 mittlere Möhren
200 g fettarmer Naturjoghurt • 1 EL Mandelblättchen

ZUBEREITUNG

1 Die Dörrpflaumen in Streifen schneiden und mit Orangensaft beträufeln.

2 Die Möhren schälen und in Stifte schneiden.

3 Den Joghurt mit den Dörrpflaumen und Möhrenstiften locker vermengen, auf zwei Dessertschalen verteilen und mit Mandelblättchen garnieren.

TIPP Bei Diäten ist man schnell unzufrieden mit seiner Verdauung. Erzwingen Sie nichts. Nehmen Sie keine chemischen Abführmittel, sondern kurbeln Sie Ihre Verdauung auf natürliche Weise an. Dieser Möhrenjoghurt wirkt wahre Wunder, egal ob Sie ihn zum Abendessen oder als Nachtisch essen.

Bananendrink

ZUTATEN FÜR 2 PERSONEN

270/1138 kcal/kJ

10 g Eiweiß

7 g Fett

40 g Kohlenhydrate

2 g Ballaststoffe

1 große Banane • 1 TL Zitronensaft • 1 EL Honig • 1 EL gemahlene Haselnüsse • 1/2 l fettarme Milch • gemahlener Zimt

ZUBEREITUNG

1 Die Banane schälen, in grobe Stücke schneiden und mit dem Zitronensaft in den Küchenmixer geben.

2 Bananenstücke mit Honig, Haselnüssen und Milch pürieren, kräftig aufmixen, mit gemahlenem Zimt bestäuben.

TIPP Der Bananendrink ist reich an Kalzium, Magnesium, Chlor, Vitamin A, Vitamin E und Vitamin B2.

Rote Bete mit Orangen

ZUTATEN FÜR 2 PERSONEN

1/2 Glas Rote Bete mit Saft • 1 Orange • 50 g Rosinen • 1 TL Olivenöl
1 TL sortierte Kräuter (TK) • Salz. Pfeffer

168/702 kcal/kJ
3 g Eiweiß
2 g Fett
31 g Kohlenhydrate
6 g Ballaststoffe

ZUBEREITUNG

1 Die Rote Bete in Streifen schneiden und mit etwas Rote-Bete-Saft beträufeln.

2 Die Orange schälen, auch die weiße Haut entfernen und das Fruchtfleisch in Filets schneiden.

3 Alle Zutaten vermengen und mit Salz und Pfeffer würzen.

TIPP Frauen sollten während ihrer Menstruation besonders eisenhaltige Lebensmittel, wie diesen Salat, zu sich nehmen, denn das Spurenelement Eisen ist ein Baustein des roten Blutfarbstoffs. Bei Mangelerscheinungen wie Blutarmut, Müdigkeit, Taubheitsgefühlen in den Händen und Muskelschwäche sollten vermehrt eisenhaltige Nahrungsmittel gegessen werden, also Kürbiskerne, Herz und Leber, Miesmuscheln, Sprossen, Pilze, Vollkornerzeugnisse und Hülsenfrüchte.

Birnenpower

ZUTATEN FÜR 2 PERSONEN

2 reife Birnen • Saft von 1/2 Zitrone • 200 g probiotischer Joghurt Natur • 2 EL gemahlene Mandeln • 3 Tropfen flüssiger Süßstoff
150 ml fettarme Milch

236/991 kcal/kJ
8 g Eiweiß
11 g Fett
26 g Kohlenhydrate
5 g Ballaststoffe

ZUBEREITUNG

1 Die Birnen schälen, entkernen und in Stücke schneiden.

2 Birnenstücke mit Zitronensaft, Joghurt, gemahlenen Mandeln, Süßstoff und Milch im Küchenmixer pürieren und gut aufmixen. In Gläser füllen und sofort servieren.

Müsli

ZUTATEN FÜR 2 PERSONEN

228/953 kcal/kJ
6 g Eiweiß
8 g Fett
31 g Kohlenhydrate
5 g Ballaststoffe

3–4 EL Haferflocken • Saft von 1 Zitrone • 100 g fettarmer Naturjoghurt • 2 Äpfel • 1 Möhre • 2 EL gemahlene Mandeln

ZUBEREITUNG

1 Die Haferflocken mit 100 Milliliter kaltem Wasser begießen und 1 Stunde quellen lassen.

2 Die Flocken auf zwei Schalen verteilen. Zitronensaft mit Naturjoghurt verrühren und darüber geben.

3 Die Äpfel schälen und entkernen. Die Möhre schälen. Äpfel und Möhre mit einer Küchenreibe über das Müsli raspeln.

4 Das Müsli mit Mandeln bestreuen und sofort genießen.

TIPP Zusätzlich frische Fruchtstücke, wie beispielsweise von Pfirsich, Aprikosen, Birnen oder Himbeeren, unter das Müsli mischen.

Apfel-Möhren-Rohkost

ZUTATEN FÜR 2 PERSONEN

75/314 kcal/kJ
4 g Eiweiß
0 g Fett
13 g Kohlenhydrate
2 g Ballaststoffe

1 große Möhre • 1 Apfel • 150 g Magermilchjoghurt • Saft von 1/2 Zitrone • Salz, Pfeffer • 1 TL sortierte Kräuter (TK)

ZUBEREITUNG

1 Die Möhre schälen und fein raspeln. Den Apfel schälen, entkernen und ebenfalls fein raspeln.

2 Den Magermilchjoghurt mit dem Zitronensaft verrühren. Mit Salz, Pfeffer und Kräutern würzen.

3 Möhren- und Apfelraspeln auf zwei Dessertschalen verteilen. Den Joghurt löffelweise darüber ziehen.

TIPP Passend zu Möhre und Apfel: frische Kresse als Garnitur.

Rettichbrote

ZUTATEN FÜR 2 PERSONEN
200 g Rettich • Salz • 2 Vollkornbrotscheiben • 50 g Magerquark
Pfeffer • 1 TL sortierte Kräuter (TK)

109/454 kcal/kJ
7 g Eiweiß
1 g Fett
18 g Kohlenhydrate
6 g Ballaststoffe

ZUBEREITUNG

1 Den Rettich schälen und raspeln. Leicht salzen und 5 Minuten ziehen lassen. Das Rettichwasser abgießen.
2 Die Vollkornbrotscheiben mit Quark bestreichen. Mit Salz, Pfeffer und Kräutern bestreuen. Die Rettichraspeln darüber geben.

TIPP Frischer Rettich wirkt durch seinen hohen Gehalt an Senföl stark auf Leber und Galle. Er behebt Blähungen, Verstopfungen und Verdauungsbeschwerden.

Beerengetränk

ZUTATEN FÜR 2 PERSONEN
150 g Erdbeeren • 150 g Himbeeren • 200 ml Mineralwasser
200 ml Traubensaft rot (100 % Fruchtgehalt)

117/494 kcal/kJ
2 g Eiweiß
1 g Fett
23 g Kohlenhydrate
6 g Ballaststoffe

ZUBEREITUNG

1 Erdbeeren und Himbeeren verlesen, waschen und in einem Sieb abtropfen lassen.
2 Die Früchte im Küchenmixer mit wenig Mineralwasser pürieren. Restliches Wasser und Traubensaft untermischen.

TIPP Bei Bedarf mit frischen Minzeblättchen oder Zitronenmelisse garnieren.
Himbeeren sind sehr kalzium- und magnesiumhaltig und daher harntreibend, also hilfreich bei Ihrer Diät. Sie enthalten außerdem viel Phosphor und Vitamin C.

Sanfte Bloody Mary

Zutaten für 2 Personen

47/194 kcal/kJ
3 g Eiweiß
1 g Fett
7 g Kohlenhydrate
4 g Ballaststoffe

2 Stiele Stangensellerie • 200 ml passierte Tomaten • 100 ml Karottensaft • Salz, Pfeffer

Zubereitung

1 Den Stangensellerie putzen, waschen und in 6 bis 8 Zentimeter lange Stücke schneiden.

2 Das Tomatenpüree und den Karottensaft miteinander verrühren. Mit Salz und Pfeffer würzen.

3 Den Saft mit den Selleriestangen umrühren und servieren.

Tipp Ein Glas davon macht Sie fit für den ganzen Tag. Wer glaubt, dass ein Glas Cola das schaffen könnte, täuscht sich: 1 Liter Colagetränk enthält 460 Kilokalorien, 110 Gramm Zucker und bis zu 700 Milligramm Konservierungsstoffe.

Fetaspieße

Zutaten für 2 Personen

303/1269 kcal/kJ
18 g Eiweiß
22 g Fett
8 g Kohlenhydrate
1 g Ballaststoffe

200 g Feta (Schafskäse) • 100 g Weintrauben • 50 g Oliven mit Paprikafüllung

Zubereitung

1 Den Feta abtropfen lassen und in etwa 1 1/2 Zentimeter große Würfel schneiden. Die Weintrauben entstielen, waschen und je nach Größe ganz lassen oder halbieren.

2 Je einen Käsewürfel mit einer Weintraube und einer Olive auf ein Holzstäbchen spießen. Auf einem Teller anrichten und servieren.

Tipp Ein idealer Snack gegen den Hunger zwischendurch. Aber Vorsicht – er ist nicht ganz kalorienarm!

Tomaten-Mandarinen-Snack

ZUTATEN FÜR 2 PERSONEN

4 kleine Tomaten • 1 TL Olivenöl • 100 g abgetropfte Mandarin-Orangen (Dose) • 50 g Dänischer Edelpilzkäse • 2 Scheiben Knäckebrot

197/825 kcal/kJ
8 g Eiweiß
9 g Fett
19 g Kohlenhydrate
2 g Ballaststoffe

ZUBEREITUNG

1 Die Tomaten waschen, die Stielansätze entfernen. Tomaten
in Achtel schneiden und in einer Schüssel mit Olivenöl und
Mandarin-Orangen locker vermengen.
2 Den Edelpilzkäse in Stückchen brechen und darüber geben.
Mit Knäckebrot servieren.

TIPP Der dänische Edelpilzkäse »Crème Royale« ist geschmacklich sehr gut, aber mit 70 % F.i.Tr. sehr fett. Sie können
ihn eventuell durch kalorienärmeren Käse ersetzen.

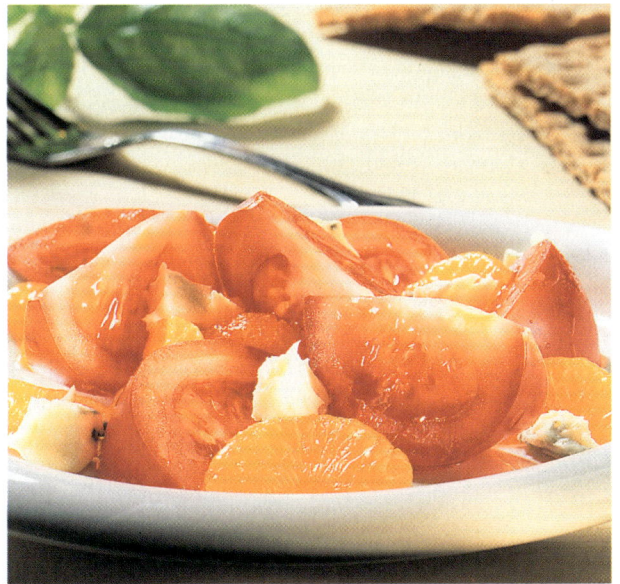

*Frische Aprikosen
oder Pfirsiche wären
optimal für diesen
Snack, jedoch schüt-
zen die süßen
Mandarinen vor dem
Griff zur Schokolade.*

Tzatziki mit Oliven

ZUTATEN FÜR 2 PERSONEN

176/737 kcal/kJ
10 g Eiweiß
11 g Fett
9 g Kohlenhydrate
4 g Ballaststoffe

1 kleine Salatgurke • 2 Knoblauchzehen • 100 g Magerquark
100 g fettarmer Naturjoghurt • Salz, Pfeffer • 150 g Oliven mit
Paprikafüllung

ZUBEREITUNG

1 Die Salatgurke schälen und auf einer Küchenreibe raspeln.
Den Gurkensaft aus den Raspeln drücken und weggießen.
2 Die Knoblauchzehen abziehen, zerdrücken und zu den Gur-
kenraspeln geben. Diese mit Quark, Joghurt, Salz und Pfeffer
verrühren.
3 Die Oliven einzeln aufspießen und in die Joghurtcreme ein-
tauchen.

TIPP Wenn Sie Brot dazu brauchen, servieren Sie Ciabatta
oder ofengebackene Baguettebrötchen dazu.
TIPP Gurke hat mit 13 Kalorien pro 100 Gramm extrem wenig
Kalorien, aber viel Vitamin A und Vitamin E und wirkt durch-
blutungsanregend.

Melone mit Quark

ZUTATEN FÜR 2 PERSONEN

116/489 kcal/kJ
15 g Eiweiß
1 g Fett
12 g Kohlenhydrate
0 g Ballaststoffe

200 g Magerquark • 3 EL fettarme Milch • 1 TL sortierte Kräuter (TK)
Salz, Pfeffer • 1/2 Honigmelone

ZUBEREITUNG

1 Den Magerquark mit Milch cremig rühren. Mit Kräutern,
Salz und Pfeffer würzen.
2 Die Melone schälen, entkernen und in dünne Spalten
schneiden.
3 Je eine Melonenspalte in den Quark dippen.

Brokkolidipers mit Mandeljoghurt

ZUTATEN FÜR 2 PERSONEN

250 g Brokkoliröschen • Salz • 1 Becher fettarmer Naturjoghurt
1 TL Zitronensaft • 1 EL gemahlene Mandeln • Salz, Pfeffer

98/412 kcal/kJ
8 g Eiweiß
4 g Fett
7 g Kohlenhydrate
5 g Ballaststoffe

ZUBEREITUNG

1 Die Brokkoliröschen in kochendem Salzwasser 1 Minute
garen, abgießen, mit kaltem Wasser abschrecken, abtropfen
lassen und auf Holzspieße stecken.
2 Den Joghurt mit Zitronensaft und Mandeln verrühren, mit
Salz und Pfeffer würzen, Brokkoliröschen eintunken.

Spargelrollen

ZUTATEN FÜR 2 PERSONEN

4 Scheiben Kochhinterschinken • 8 Spargelstangen (Glas)
100 g fettarmer Naturjoghurt • Salz, Pfeffer

108/449 kcal/kJ
15 g Eiweiß
3 g Fett
4 g Kohlenhydrate
1 g Ballaststoffe

ZUBEREITUNG

1 Die Schinkenscheiben halbieren. Je eine Spargelstange in
eine Schinkenscheibe wickeln.
2 Den Joghurt mit Salz und Pfeffer würzen. Die Spargelrollen
in den Joghurt dippen.

Erdbeermilch

ZUTATEN FÜR 2 PERSONEN

200 g Erdbeeren • 1 TL Zitronensaft • 400 ml frische fettarme Milch

130/546 kcal/kJ
8 g Eiweiß
4 g Fett
16 g Kohlenhydrate
2 g Ballaststoffe

ZUBEREITUNG

Die Erdbeeren entstielen, waschen und im Küchenmixer mit
Zitronensaft und Milch kräftig aufmixen. Die Erdbeermilch in
zwei Gläser gießen und sofort servieren.

Mozzarellaspieße

ZUTATEN FÜR 2 PERSONEN

201/846 kcal/kJ
13 g Eiweiß
15 g Fett
4 g Kohlenhydrate
1 g Ballaststoffe

125 g Mozzarella • 300 g Cocktailtomaten • 1 TL Aceto balsamico
1 TL Olivenöl • Salz, Pfeffer • 1/2 TL getrockneter Oregano

ZUBEREITUNG

1 Den Mozzarella abtropfen lassen und in mundgerechte
Stücke schneiden. Die Tomaten waschen, die Stielansätze
wegschneiden, Tomaten abtropfen lassen und halbieren.
2 Mozzarella und Tomatenhälften mit Aceto balsamico und
Olivenöl vermengen. Mit Salz, Pfeffer und Oregano würzen.
3 Abwechselnd Käsestücke und Tomatenhälften auf Spieße
stecken. Auf einem Servierteller anrichten und zum nachmit-
täglichen Mineralwasser genießen.

Thunfischcreme auf Knäcke

ZUTATEN FÜR 2 PERSONEN

313/1308 kcal/kJ
24 g Eiweiß
14 g Fett
22 g Kohlenhydrate
1 g Ballaststoffe

1 Dose Thunfisch im eigenen Saft • Saft von 1/2 Zitrone • 150 g Naturjoghurt • 50 g Magerquark • Salz, Pfeffer • 1 TL sortierte Kräuter (TK)
4 Scheiben Knäckebrot • 8 Oliven mit Paprikafüllung oder wahl-
weise 1 kleine gelbe Paprikaschote

ZUBEREITUNG

1 Den Thunfisch abtropfen lassen und mit dem Zitronensaft
in den Küchenmixer geben.
2 Joghurt und Quark hinzufügen und alles fein pürieren. Mit
Salz, Pfeffer und Kräutern würzen.
3 Die Thunfischcreme auf den vier Knäckebrotscheiben verteilen.
4 Die Oliven in Scheibchen schneiden oder die Paprikaschote
waschen, putzen und in hauchdünne Streifen schneiden und
das Knäckebrot damit garnieren.

Krabbenbrötchen

ZUTATEN FÜR 2 PERSONEN
1 Baguettebrötchen • 200 g Krabben in Lake • 150 g Naturjoghurt
1 TL sortierte Kräuter (TK) • Salz, Pfeffer • 2 Kopfsalatblätter

186/774 kcal/kJ
19 g Eiweiß
4 g Fett
16 g Kohlenhydrate
1 g Ballaststoffe

ZUBEREITUNG

1 Das Baguettebrötchen im vorgeheizten Backofen etwa 5 Minuten backen. Die Krabben in einem Sieb abtropfen lassen.
2 Den Naturjoghurt mit Kräutern, Salz und Pfeffer verrühren und die abgetropften Krabben untermischen.
3 Die Kopfsalatblätter waschen, trockenschwenken und in dünne Streifen schneiden.
4 Das Baguettebrötchen der Länge nach halbieren. Mit Kopfsalatstreifen belegen und mit Krabbenjoghurt überziehen.

TIPP Anstatt Krabben fein geschnittene Streifen vom Räucherlachs oder Lachsschinken verwenden. Der Joghurt ist Ersatz für die kalorienträchtige Mayonnaise wie für die Butter.

Vitamin-C-Getränk

ZUTATEN FÜR 2 PERSONEN
4 Zitronen • 1 Eigelb • 1 EL Zucker • 200 ml Mineralwasser

269/1126 kcal/kJ
6 g Eiweiß
11 g Fett
31 g Kohlenhydrate
0 g Ballaststoffe

ZUBEREITUNG

1 Die Zitronen auspressen. Den Zitronensaft mit dem Eigelb im Küchenmixer aufschlagen.
2 Zucker einrieseln lassen und alles mit Mineralwasser aufgießen.

TIPP Der absolute Powerdrink, denn Zitronen enthalten 55 Milligramm Vitamin C pro 100 Gramm Fruchtfleisch und 170 Mikrogramm des wasserlöslichen Vitamins Niazin.

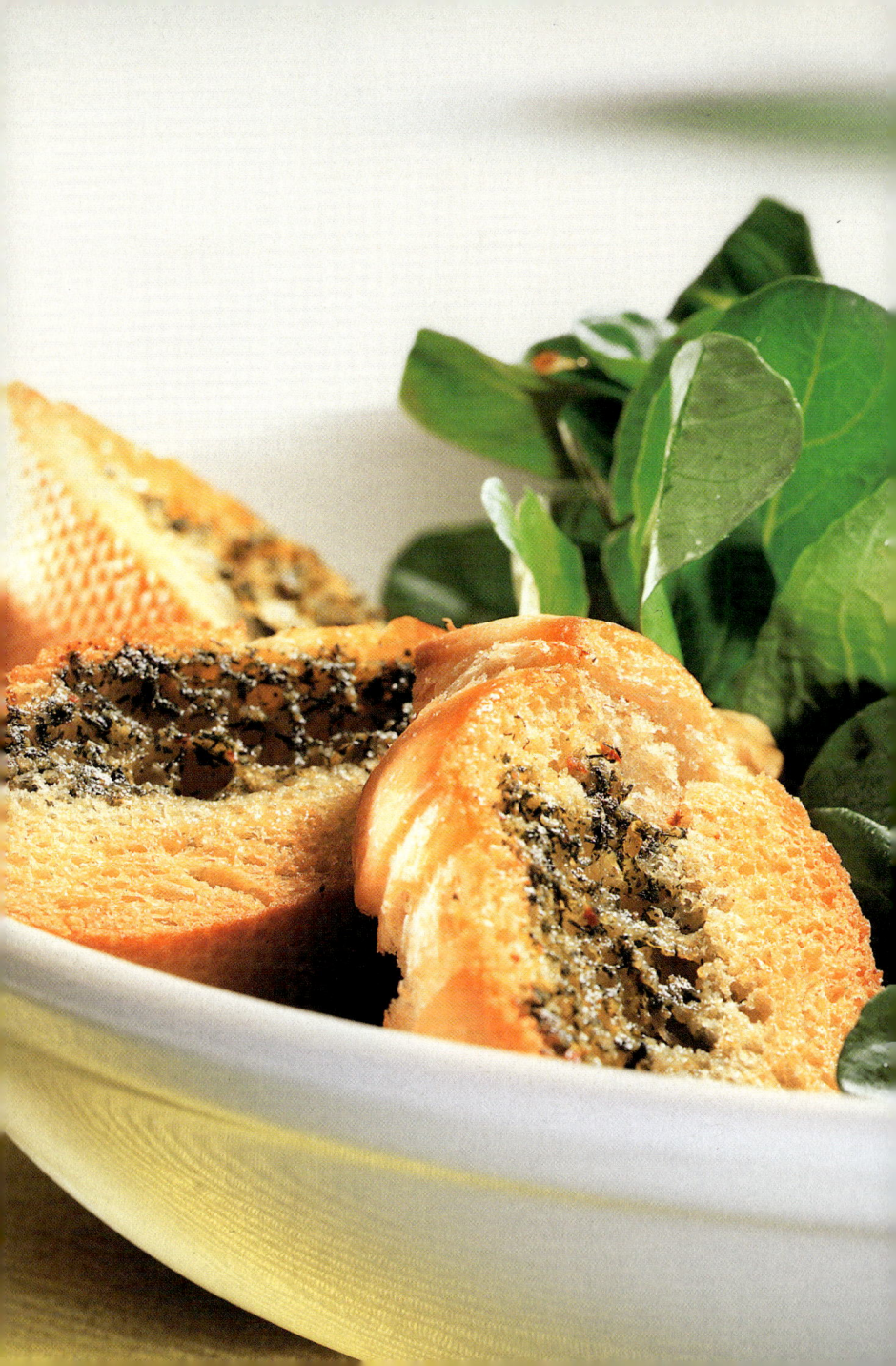

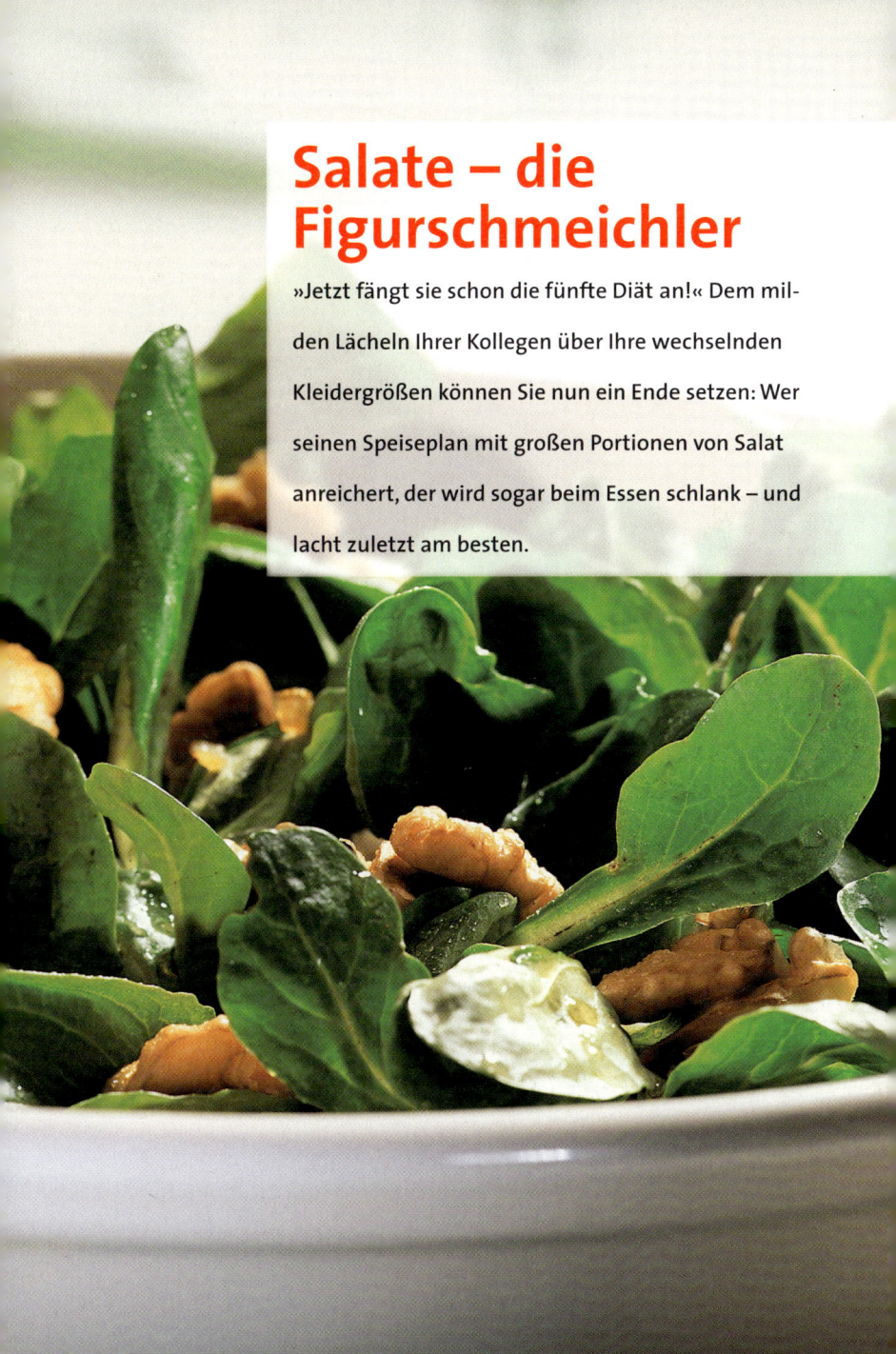

Salate – die Figurschmeichler

»Jetzt fängt sie schon die fünfte Diät an!« Dem milden Lächeln Ihrer Kollegen über Ihre wechselnden Kleidergrößen können Sie nun ein Ende setzen: Wer seinen Speiseplan mit großen Portionen von Salat anreichert, der wird sogar beim Essen schlank – und lacht zuletzt am besten.

Ein Hoch den Ballaststoffen

Bei einer Diät zeigt sich, wer sein Verdauungssystem und dessen Funktionsweisen kennt: Der Kenner greift einfach zu Lebensmitteln, die im Magen aufquellen und ihn füllen, bis er das Sättigungssignal ans Gehirn sendet. »Ballast« heißt das Zauberwort. Ballaststoffe nennt man die für menschliche Enzyme unverdaulichen Kohlenhydrate, die als Struktur- und Stützelemente in Pflanzenzellen vorkommen: Zellulose, Hemizellulose, Pektin und Lignin. Weil diese Stoffe große Mengen Wassers binden, quellen sie im Magen auf und wirken sättigend. Sie regen zudem die Eigenbewegungen des Darms an, und sie saugen sich im Darm mit Verdauungssäften und Fettstoffen voll, wirken also entschlackend und senken den Cholesterinspiegel: Wir fühlen uns satt, wohl und energiegeladen, obwohl wir Mengen von Salat und Gemüse verdrückt haben. Reichhaltig Ballaststoffe liefern z. B. getrocknete Aprikosen, Datteln, Feigen oder Pflaumen, Hülsenfrüchte wie Schälerbsen, Kichererbsen, Linsen und weiße Bohnen sowie Sojabohnen, Mais, Artischocken, Schwarzwurzeln, Kohl und natürlich Salat.

Positiver Nebeneffekt der Ballaststoffe: Sie binden Giftstoffe, Gallensäure und Cholesterin und helfen so, sie auszuscheiden.

Auf die Zutaten achten

Auch der frischeste Salat wird jedoch zur Herausforderung für Ihr Diät-Vorhaben, wenn er mit Mayonnaise angemacht ist oder mit Speckwürfeln, Croûtons und frittierten Zwiebelringen garniert wird. Beachten Sie daher folgende Tipps:

▶ Reduzieren Sie das Öl auf ein Minimum: Es gibt spezielle Sprühflaschen, mit denen das Öl hauchzart auf den Salat gesprüht wird.

▶ Verwenden Sie keine fertigen Salatsaucen, es sei denn sie sind kalorienreduziert. Halten Sie im Kühlschrank immer einen mageren Naturjoghurt bereit, mit ihm können Sie phantastische, leichte Saucen zubereiten.

▶ Verwenden Sie frische Kräuter, denn sie wirken entschlackend und haben einen hohen Sättigungsgrad.

▶ Bei Appetit oder bei nagendem Hunger in eine frische Möhre beißen oder eine Scheibe beruhigenden Fenchel knabbern, in jedem Fall: Rohkost bevorzugen. Bei ALDI bekommen Sie Salate und Gemüse der Handelsklasse I marktfrisch angeboten.

▶ Von Eisbergsalat wird man zwar schnell satt, aber gemessen an Feldsalat, Römersalat, Eichblattsalat und Endivie hat dieser Allroundsalat die wenigsten Nährstoffe zu bieten. Achten Sie darauf, dass Ihre Salatschüssel bunt gemixt ist mit Möhrenstiften, Tomatennachteln, Sprossen, Rettichraspeln, Paprikastreifen, Frühlingszwiebelringen etc.

Die Nährwertangaben neben den Gerichten beziehen sich – wenn nicht anders angegeben – jeweils auf eine Portion.

Apfel-Reis-Salat

ZUTATEN FÜR 2 PERSONEN

2 Äpfel • 2 Möhren • 250 g gekochter Reis (am besten vom Vortag)
5 EL Orangensaft • 1 Becher fettarmer Naturjoghurt • Salz, Pfeffer
1 Prise Currypulver • 2 EL Rosinen

309/1295 kcal/kJ
7 g Eiweiß
3 g Fett
61 g Kohlenhydrate
6 g Ballaststoffe

ZUBEREITUNG

1 Die Äpfel schälen, entkernen und in dünne Stifte schneiden. Die Möhren schälen und ebenfalls in Stifte schneiden. Äpfel, Möhren und Reis in einer Schüssel mit dem Orangensaft vermengen.

2 Joghurt mit Salz, Pfeffer und Currypulver glatt rühren und mit den Rosinen unter den Salat mischen.

TIPP Der Apfel-Reis-Salat bringt viel Energie und wenig Kalorien für wenig Geld. Den Salat auf großen Salatblättern hübsch anrichten und mit Currypulver bestäuben. Dazu schmecken gemischte, mit wenig Öl geschmorte Gemüse wie Auberginen, Zucchini und Tomaten vom Backblech.

Olivengetränk zum Einstieg

ZUTATEN FÜR 2 PERSONEN

125/527 kcal/kJ
5 g Eiweiß
8 g Fett
9 g Kohlenhydrate
2 g Ballaststoffe

15 grüne Oliven mit Paprikafüllung • 1/4 l fettarme Milch • 1 EL Tomatenmark • 1 TL sortierte Kräuter (TK) • Salz, Pfeffer • nach Belieben frische Kräuter

ZUBEREITUNG

1 Die Oliven vierteln und mit wenig Milch und dem Tomatenmark im Küchenmixer pürieren.

2 Restliche Milch nach und nach zugießen. Mit Kräutern, Salz und Pfeffer würzen.

3 In zwei Gläser je zwei Eiswürfel oder zerkleinertes Eis geben und das Olivengetränk darüber gießen.

TIPP Die Eiswürfel im Küchenmixer mitmixen. Dieses Getränk bei einer Stehparty oder als Aperitif servieren. Es dämpft den ersten Hunger und schmeckt einfach gut.

Früchte-Gemüse-Salat

ZUTATEN FÜR 2 PERSONEN

512/2145 kcal/kJ
16 g Eiweiß
38 g Fett
25 g Kohlenhydrate
10 g Ballaststoffe

200 g blaue Weintrauben • 1 Möhre • 100 g rote Johannisbeeren 1 Avocado • 1 EL Zitronensaft • 1 Becher fettarmer Naturjoghurt Salz, Pfeffer • 1 Bund Schnittlauch • 100 g Mozzarella

ZUBEREITUNG

1 Die Weintrauben entstielen, waschen, halbieren und eventuell entkernen. Die Möhre schälen, zuerst in längliche Scheiben und dann quer in dünne Streifen schneiden.

2 Die Johannisbeeren von den Rispen streifen, waschen und trockentupfen. Die Avocado schälen, halbieren, den Kern entfernen und das Fruchtfleisch in dünne Streifen schneiden. Mit Zitronensaft beträufeln.

3 Die vorbereiteten Zutaten in einer Schüssel locker vermischen. Den Joghurt mit Salz und Pfeffer würzen und unterheben.

4 Den Salat auf zwei Teller verteilen. Den Schnittlauch waschen, trockenschwenken und in Röllchen schneiden. Den Mozzarella in Würfel schneiden, mit dem Schnittlauch vermischen und auf den beiden Salattellern anrichten.

TIPP Den Salat für vier Personen als Vorspeise reichen. Dazu schmeckt die »Icewind-Ciabatta« aus dem Brotregal von ALDI.

Apfel-Sellerie-Salat

ZUTATEN FÜR 2 PERSONEN
2 Äpfel • 1/4 Sellerieknolle • 1 Becher Naturjoghurt • 1 TL scharfer Senf
1 EL Zitronensaft • 1 TL Salatkräuter • Salz, Pfeffer • 4 Kopfsalatblätter
1 EL gehackte Walnusskerne

152/637 kcal/kJ
5 g Eiweiß
7 g Fett
17 g Kohlenhydrate
5 g Ballaststoffe

ZUBEREITUNG

1 Die Äpfel schälen, entkernen und in dünne Stifte schneiden. Den Sellerie schälen und passend dazu schneiden.

2 In einer Schüssel Joghurt mit Senf und Zitronensaft glatt rühren. Apfel- und Selleriestifte unterheben.

3 Den Salat mit Salatkräutern, Salz und Pfeffer würzen. Die Kopfsalatblätter waschen, trockenschwenken und je zwei auf einem Teller anrichten. Den Salat darauf verteilen und mit Nüssen garnieren.

TIPP Äpfel sind wahre Vitaminbomben und stärken unser Immunsystem. Sie bestehen zu 75 bis 90 Prozent aus Wasser. Sie enthalten 2,3 Gramm Ballaststoffe, 11,8 Gramm Kohlenhydrate und 12 Milligramm Vitamin C auf 100 Gramm. Ein Apfel von etwa 125 Gramm schlägt mit ca. 64 Kilokalorien oder 263 Kilojoule zu Buche bzw. auf das Gewicht.

Blumenkohl-Kohlrabi-Liaison

ZUTATEN FÜR 2 PERSONEN

216/903 kcal/kJ
6 g Eiweiß
15 g Fett
12 g Kohlenhydrate
4 g Ballaststoffe

Etwa 200 g Blumenkohlröschen • 1 kleiner Kohlrabi • 2 EL Zitronen-
saft • 2 EL Orangensaft • 1 Zwiebel • 150 g Schmand/Sauerrahm
Salz, Pfeffer • edelsüßes Paprikapulver • 1/2 TL getrockneter
Oregano

ZUBEREITUNG

1 Die Blumenkohlröschen waschen, putzen und in kochendes
Salzwasser legen. Zwei Minuten kochen lassen, abgießen, mit
kaltem Wasser abschrecken und abtropfen lassen.

Tipp Dazu je eine
Folienkartoffel
servieren.

2 Den Kohlrabi schälen und in dünne Stifte schneiden. In einer Schüssel mit dem Zitronen-, dem Orangensaft und dem
Blumenkohl locker vermengen.

3 Die Zwiebel abziehen, fein würfeln und über den Schüssel-
inhalt streuen. Den Schmand verrühren, mit Salz, Pfeffer und
Paprikapulver würzen und mit dem Salat vermengen.

4 Als Garnitur Oregano und Paprikapulver darüber streuen.

Lauwarmer Blumenkohlsalat

ZUTATEN FÜR 2 PERSONEN

103/429 kcal/kJ
9 g Eiweiß
2 g Fett
11 g Kohlenhydrate
7 g Ballaststoffe

500 g Blumenkohl • 1 TL Zitronensaft • 1 Knoblauchzehe • 1 Becher
fettarmer Naturjoghurt • 1 TL Tomatenmark • Salz, Pfeffer
1 Prise Zucker

ZUBEREITUNG

1 Den Blumenkohl waschen und in Röschen teilen. Salzwasser mit Zitronensaft zum Kochen bringen, die Röschen
im kochenden Wasser zwei Minuten blanchieren, abgießen,
abtropfen lassen und in eine Schüssel legen.

2 Die Knoblauchzehe abziehen und durch eine Presse in den
Joghurt drücken.

3 Den Joghurt mit Tomatenmark, Salz, Pfeffer und Zucker gut verrühren.

4 Die blanchierten Blumenkohlröschen mit dem Tomatenjoghurt locker vermengen und auf zwei Teller verteilen.

Tipp Dazu schmeckt der Lachs aus der Folie: aufgetaute »Aqua-Lachsfilets« (TK) mit Salz, Pfeffer und Zitronensaft würzen. Filets in Alufolie einschlagen und bei 200 °C (Umluft 180 °C, Gas Stufe 3–4) in den vorgeheizten Backofen schieben. Etwa 15 bis 20 Minuten garen lassen. In der Folie servieren.

Orangenchicorée

Zutaten für 2 Personen
2 Chicoréestangen • 1 Orange • 3 EL Mulitvitaminsaft • 100 g Schmand
Salz, Pfeffer • 2 EL gehackte Walnüsse oder Mandelblättchen

197/825 kcal/kJ
4 g Eiweiß
17 g Fett
7 g Kohlenhydrate
2 g Ballaststoffe

Zubereitung

1 Die Chicoréestangen putzen, längs halbieren, die Strünke herausschneiden. Den Chicorée quer in Streifen schneiden, waschen und in einem Sieb abtropfen lassen.

2 Die Orange schälen und dabei auch die weiße Haut entfernen. Entweder in Filets oder in gleichmäßig kleine Stücke schneiden.

3 Multivitaminsaft mit Schmand cremig rühren. Mit Salz und Pfeffer würzen und mit den vorbereiteten Salatzutaten vermengen. Mit Walnüssen oder Mandelblättchen bestreuen.

Tipp Orangen sind mit 50 Milligramm Vitamin C, 240 Mikrogramm Vitamin E, 300 Mikrogramm Niazin und 240 Mikrogramm Pantothensäure auf 100 Gramm Fruchtfleisch eine vitaminreiche Energiequelle, die satt macht. Dieser Salat eignet sich als Zwischenmahlzeit oder als Beilage für ein saftiges, mit wenig Fett angebratenes Steak.

Melonensalat mit Lachsschinken

ZUTATEN FÜR 2 PERSONEN

232/974 kcal/kJ

17 g Eiweiß

5 g Fett

29 g Kohlenhydrate

1 g Ballaststoffe

1 kleine reife Honigmelone • 1 Becher fettarmer Naturjoghurt
1 TL sortierte Kräuter (TK) • Salz, Pfeffer • 2 EL Orangensaft
100 g Lachsschinken • 2 Toastscheiben

ZUBEREITUNG

1 Die Honigmelone halbieren, entkernen, schälen und das Fruchtfleisch in Stücke schneiden.

2 Den Joghurt mit Kräutern, Salz, Pfeffer und Orangensaft würzen. Den Lachsschinken in feinste Streifen schneiden. Alle Zutaten locker vermengen und nochmals abschmecken.

3 Die Toastscheiben toasten und jede Scheibe in zwei Dreiecke schneiden.

4 Den Salat auf zwei Tellern anrichten und mit je zwei Brotdreiecken belegen.

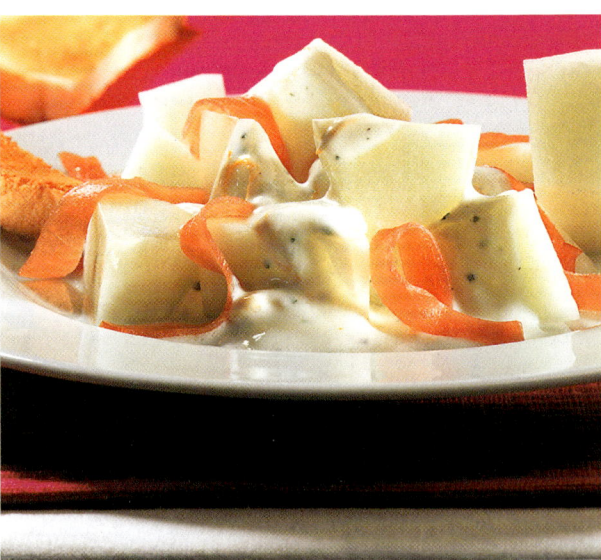

Ein sommerlich-fruchtiger Salat, der keine Wünsche offen lässt. Sich dazu ein Gläschen Prosecco zu genehmigen, schadet nicht, solange es bei einem Gläschen bleibt.

ALDI-Salat

ZUTATEN FÜR 2 PERSONEN

1 kleiner Kopfsalat • 1 rote Paprikaschote • 100 g frische grüne
Bohnen • 1 Zwiebel • 2 Knoblauchzehen • 2 EL Olivenöl • Salz, Pfeffer
50 ml Gemüsebrühe (Instant) • 1 Dose Thunfisch im eigenen Saft
2 EL Aceto balsamico

320/1341 kcal/kJ
19 g Eiweiß
24 g Fett
8 g Kohlenhydrate
5 g Ballaststoffe

ZUBEREITUNG

1 Den Kopfsalat großzügig entblättern und nur die hellgrü-
nen Blätter für den Salat verwenden. Vier große Blätter ganz
lassen, waschen und abtropfen lassen. Den restlichen Salat in
Streifen schneiden, ebenfalls waschen und abtropfen lassen.
2 Die Paprikaschote waschen, vierteln, entkernen und in dünne Streifen schneiden. Die Bohnen verlesen, putzen, je nach
Größe halbieren, waschen und trockenschwenken.
3 Die Zwiebel in Würfel schneiden und die Knoblauchzehen
zerdrücken. 1 Teelöffel Olivenöl in einer Pfanne erhitzen und
darin Zwiebelwürfel und Knoblauch andünsten.
4 Die Bohnen hinzufügen, kurz anbraten und mit Salz und
Pfeffer würzen. Mit Brühe aufgießen und bei kleiner Hitze
etwa 5 Minuten ziehen lassen.
5 Den Thunfisch in einem Sieb abtropfen lassen. Salat- und
Paprikastreifen mit dem restlichem Olivenöl, Aceto balsamico
sowie Salz und Pfeffer anmachen.
6 Auf zwei große Teller je zwei Kopfsalatblätter legen. Darauf
die Salatstreifen und den zerpflückten Thunfisch anrichten.
Die Bohnen darüber geben und das Ganze mit der Brühe
beträufeln.

TIPP Zu diesem gemischten Salat schmecken frische Kräuter,
z. B. Bohnenkraut und Estragon. Servieren Sie Vollkornbrot,
Knäckebrot, Pita Brottaschen oder gebackenes »Backfrost
Kräuterbaguette« dazu.

Rotkohl mit Rindfleisch

ZUTATEN FÜR 2 PERSONEN

422/1767 kcal/kJ
50 g Eiweiß
21 g Fett
8 g Kohlenhydrate
7 g Ballaststoffe

Etwa 400 g frischer Rotkohl • Salz • 1 EL Olivenöl • 2 EL Aceto balsamico • frischer Pfeffer aus der Mühle • 2 aufgetaute Rindersteaks (etwa 400 g) • 2 EL Mandelblättchen • 2 EL gehackte Petersilie

ZUBEREITUNG

1 Den Rotkohl waschen und auf einer Küchenreibe fein hobeln. Mit Salz bestreuen und mit den Händen durchkneten, bis der Kohl weich ist und Saft gibt. Mit Olivenöl, Aceto balsamico und frisch gemahlenem Pfeffer würzen.
2 Die Rindersteaks mit Küchenpapier trockentupfen und in sehr feine Streifen schneiden. In einer heißen Pfanne rundherum 2 Minuten braten. Den Pfanneninhalt über den Rotkohl geben. Das Ganze mit Petersilie garnieren.

TIPP Gehobelte Mandeln gibt es bei ALDI zur Weihnachtszeit und bei Sonderaktionen. Hier gilt es, auf Vorrat zu kaufen.

Fetasalat mit Grissini

ZUTATEN FÜR 2 PERSONEN

421/1765 kcal/kJ
21 g Eiweiß
32 g Fett
13 g Kohlenhydrate
6 g Ballaststoffe

200 g Feta • 100 g grüne Oliven mit Paprikafüllung • 1 rote Paprikaschote • 100 g Gemüsemais (Dose) • 1 Zwiebel • 1 Hand voll Feldsalat 1 EL Essig • 3 TL Olivenöl • Salz, Pfeffer • 6–8 Grissini

ZUBEREITUNG

1 Den Schafskäse abtropfen lassen und in 1/2 Zentimeter dicke Würfel schneiden. Die Oliven halbieren. Die Paprikaschote waschen, halbieren, entkernen und in dünne Streifen schneiden.
2 Den Gemüsemais abtropfen lassen. Die Zwiebel abziehen, halbieren und in feine Streifen schneiden. Den Feldsalat verlesen, waschen und gründlich abtropfen lassen.

3 Die vorbereiteten Zutaten locker vermengen und mit Essig, Olivenöl, Salz und Pfeffer anmachen.

4 Den Salat auf zwei Teller verteilen, die Grissini dazulegen.

TIPP Bei ALDI-Sonderaktionen gibt es immer wieder die beliebten italienischen Grissini. Sie können Sie auf Vorrat kaufen, denn sie sind lange haltbar.

Feldsalat mit Walnüssen

ZUTATEN FÜR 2 PERSONEN
1 Kräuterbaguette • 200 g Feldsalat • 1 Zwiebel • 1 Knoblauchzehe
1 TL Butter • 1 Schuss Sherry • 100 ml Gemüse- oder Fleischbrühe
2 EL gehackte Walnüsse • Salz, Pfeffer

374/1565 kcal/kJ
11 g Eiweiß
11 g Fett
55 g Kohlenhydrate
6 g Ballaststoffe

ZUBEREITUNG

1 Das Kräuterbaguette an den vorgezeichneten Schnittstellen in Scheiben schneiden. Die Brotscheiben im vorgeheizten Backofen bei etwa 220 °C (Umluft 200 °C, Gas Stufe 4–5) grillen.

2 Den Feldsalat verlesen, gründlich waschen und in einem Sieb abtropfen lassen. Die Zwiebel abziehen und fein würfeln. Den Knoblauch zerdrücken.

3 In einer Pfanne die Butter heiß schäumend erhitzen und darin die Zwiebelwürfel und den Knoblauch glasig dünsten, mit Sherry ablöschen und mit Brühe aufgießen. Die Pfanne vom Herd ziehen und den Inhalt abkühlen lassen.

4 Den Feldsalat und die Nüsse in einer Schüssel vermengen. Den Pfanneninhalt esslöffelweise darüber geben und alles mit Salz und Pfeffer würzen.

5 Den Salat auf zwei Teller verteilen und mit den Baguettescheiben servieren.

TIPP Den italienischen Weinessig Aceto balsamico können Sie bei Sonderaktionen von ALDI auf Vorrat kaufen.

Krabben-Früchte-Salat

Zutaten für 2 Personen

347/1462 kcal/kJ
31 g Eiweiß
17 g Fett
16 g Kohlenhydrate
3 g Ballaststoffe

200 g Krabben in Lake • 1 Orange • 1/2 Eisbergsalat • 100 g blaue Weintrauben • 100 g Gouda am Stück • 100 g fettarmer Naturjoghurt • Salz, Pfeffer

Zubereitung

1 Die Krabben in einem Sieb abtropfen lassen. Die Orange schälen, auch die weiße Haut entfernen und das Fruchtfleisch in kleine Stücke schneiden.

2 Den Eisbergsalat in Streifen schneiden, waschen und gründlich abtropfen lassen. Die Weintrauben waschen, halbieren und eventuell entkernen.

3 Den Gouda mit einem Sparschäler in Streifen ziehen. Den Joghurt mit Salz und Pfeffer würzen. Alle Zutaten locker miteinander vermengen.

Tipp Dazu passen »Spitz-Brotchips« mit Pizza- oder Zwiebelgeschmack, die von Zeit zu Zeit bei ALDI angeboten werden.

Joghurt-Kartoffel-Creme

Zutaten für 2 Personen

273/1145 kcal/kJ
8 g Eiweiß
10 g Fett
36 g Kohlenhydrate
7 g Ballaststoffe

500 g Kartoffeln • 100 g grüne Oliven mit Paprikafüllung • 2 Knoblauchzehen • 1 Becher fettarmer Naturjoghurt • 1/2 TL abgeriebene Zitronenschale • 1 TL Olivenöl • 1 Bund glatte Petersilie

Zubereitung

1 Die Kartoffeln waschen, schälen, in Salzwasser garen. Oliven fein hacken. Die Knoblauchzehen abziehen und zerdrücken.

2 Den Joghurt mit den gehackten Oliven, der Zitronenschale und Olivenöl verrühren. Die Petersilie waschen, trockenschütteln, die Blättchen von den Stielen zupfen und fein hacken.

3 Die Kartoffeln abgießen, kurz ausdampfen lassen, durch eine Presse drücken und mit dem Joghurt und der Petersilie locker verrühren.

Tipp Dazu schmecken Brotchips oder gebackene Baguettebrötchen. Bestreichen Sie das Brot mit der Kartoffelcreme, und streuen Sie geraspelte Gurken oder gehobelten Weiß- oder Rotkohl darauf.

Avocadocreme mit Gurkenstiften

Zutaten für 2 Personen
1 Zwiebel • 2 Knoblauchzehen • 1 Salatgurke • 2 reife Avocados
Saft von 1 Zitrone • 1 Becher fettarmer Naturjoghurt • Salz, Pfeffer
Worcestershire-Sauce • Cayennepfeffer

583/2445 kcal/kJ
8 g Eiweiß
54 g Fett
15 g Kohlenhydrate
9 g Ballaststoffe

Zubereitung

1 Die Zwiebel und die Knoblauchzehen schälen, die Zwiebel fein würfeln, den Knoblauch zerdrücken. Die Salatgurke schälen, längs halbieren und entkernen. Die Gurkenhälften in dicke Stifte schneiden.
2 Die Avocados schälen, halbieren, entkernen und das Fruchtfleisch mit dem Zitronensaft und dem Joghurt im Küchenmixer pürieren.
3 Die Avocadocreme mit Salz, Pfeffer und nach Belieben mit Worcestershire-Sauce und Cayennepfeffer würzen.
4 Die Creme auf zwei Schalen verteilen und dazu die Gurkenstifte reichen.

Tipp Die Avocado gehört zwar nicht zu den kalorienärmsten Gemüsen, aber sie enthält wertvolle, gesunde Öle. Sie verringern die Kalorien, indem Sie zur Hälfte Sellerie und zur Hälfte Avocado verwenden. Zum Dippen können Sie auch Kohlrabistifte, Paprikaachtel und Zucchinischeiben reichen.

Salatbaguettes mit Frischkäse

ZUTATEN FÜR 2 PERSONEN

426/1778 kcal/kJ

22 g Eiweiß

12 g Fett

55 g Kohlenhydrate

4 g Ballaststoffe

1 Kräuterbaguette • 1/2 Kopfsalat • 200 g Frischkäse (20 %)
Salz, Pfeffer • Paprikapulver • 1 EL gehackte Walnüsse

ZUBEREITUNG

1 Das Kräuterbaguette in Scheiben schneiden. Auf ein Backblech legen und im vorgeheizten Backofen bei etwa 220 °C
(Umluft 200 °C, Gas Stufe 4–5) grillen.

2 In der Zwischenzeit den Kopfsalat putzen, in feine Streifen
schneiden, gründlich waschen und abtropfen lassen.

3 Den Frischkäse mit Salz, Pfeffer und Paprikapulver würzen.
Die gehackten Walnüsse untermischen.

4 Die gegrillten Baguettescheiben mit der Nuss-Frischkäse-
Mischung bestreichen und mit Salatstreifen üppig belegen.

TIPP Knusprig und frisch – das schmeckt. Die Salatbaguettes
eignen sich als Zwischen- oder als Abendmahlzeit.

Zitro-Auberginenscheiben auf Zucchini

ZUTATEN FÜR 2 PERSONEN

169/708 kcal/kJ

6 g Eiweiß

8 g Fett

17 g Kohlenhydrate

6 g Ballaststoffe

1 große Aubergine • Salz • 3 Knoblauchzehen • 1 EL Olivenöl • Pfeffer
1 Zucchini • 1 Becher fettarmer Naturjoghurt • Saft von 1 Zitrone

ZUBEREITUNG

1 Die Aubergine waschen, Stielansatz entfernen und das
Fruchtfleisch in Scheiben schneiden. Die Scheiben mit Salz
bestreuen und ziehen lassen.

2 Die Knoblauchzehen abziehen und durch eine Presse in das
Olivenöl drücken. Die Auberginenscheiben mit Küchenpapier
trockentupfen, auf ein Backblech legen, mit Pfeffer bestreuen
und mit Knoblauchöl bepinseln.

3 Die Auberginenscheiben bei etwa 220 °C (Umluft 200 °C, Gas Stufe 4–5) in den vorgeheizten Backofen schieben und etwa 20 Minuten backen. Dabei ein- bis zweimal wenden.
4 In der Zwischenzeit die Zucchini waschen, die Stielenden entfernen, das Gemüse auf einer Küchenreibe raspeln. Den Joghurt mit Salz und Pfeffer würzen, mit den Zucchiniraspeln locker vermengen.
5 Die Zucchini auf zwei Teller verteilen. Die gebackenen Auberginenscheiben auf dem Zucchini-Joghurt verteilen und mit Zitronensaft beträufeln.

TIPP Dazu passt ofenfrisches Baguette.

Chinakohl mit Walnüssen

ZUTATEN FÜR 2 PERSONEN
1 kleiner Chinakohl • 1 kleine Dose gemischte Früchte • 1 Becher Naturjoghurt • 2 EL Walnusshälften • 1 TL gemahlene Mandeln Salz, Pfeffer

280/1169 kcal/kJ
8 g Eiweiß
17 g Fett
23 g Kohlenhydrate
5 g Ballaststoffe

ZUBEREITUNG

1 Den Chinakohl längs vierteln und vom Strunk befreien. Quer in etwa 1 Zentimeter breite Streifen schneiden. Unter fließend kaltem Wasser waschen und gründlich abtropfen lassen.
2 Die gemischten Früchte in einem Sieb abtropfen lassen. Von dem Sirup 1 Esslöffel in den Joghurt träufeln.
3 Die Walnüsse grob hacken. Den Joghurt mit den Mandeln gut verrühren und mit Salz und Pfeffer würzen.
4 In einer Schüssel Chinakohlstreifen, Joghurt und Früchte locker vermengen. Mit den gehackten Walnüssen garnieren.

TIPP Nach Geschmack mit Zitronensaft säuern oder mit einer fein gehackten getrockneten Chilischote pikant würzen.

Putensalat

ZUTATEN FÜR 2 PERSONEN

219/915 kcal/kJ
35 g Eiweiß
5 g Fett
9 g Kohlenhydrate
3 g Ballaststoffe

250 g marinierte Putenfilets • 2 Fleischtomaten • 1/2 Kopfsalat
1 Zwiebel • 1/2 rote Paprikaschote • 1 Becher Naturjoghurt
Salz, Pfeffer

ZUBEREITUNG

1 Die Putenfilets etwas trockentupfen und in feine Streifen schneiden. Die Fleischtomaten waschen, Stielansätze entfernen und das Fruchtfleisch in Achtel schneiden.

2 Den Salat putzen, waschen und in Streifen schneiden. Die Zwiebel abziehen und fein würfeln. Die Paprikaschote waschen, entkernen und in kleine Würfel schneiden.

3 Den Joghurt mit Zwiebel- und Paprikawürfeln vermengen. Mit Salz und Pfeffer würzen. Die Putenstreifen in einer beschichteten Pfanne rundherum braten.

4 Tomaten und Kopfsalatstreifen mit der Joghurtmarinade locker vermengen und auf zwei Teller verteilen. Die Putenstreifen darüber geben.

TIPP Zusätzlich viel frisch gehackte Kräuter darüber streuen.

Rindfleischsalat

ZUTATEN FÜR 2 PERSONEN

306/1286 kcal/kJ
47 g Eiweiß
9 g Fett
8 g Kohlenhydrate
5 g Ballaststoffe

2 aufgetaute Rindersteaks (TK) • 1 große Zwiebel • je 1 rote und
grüne Paprikaschote • 1 Knoblauchzehe • 1 EL Salatkräuter
100 ml Fleisch- oder Gemüsebrühe (Instant)

ZUBEREITUNG

1 Die Marinade von den Steaks tupfen und die Steaks in feine Streifen schneiden. Die Zwiebel abziehen, halbieren und in hauchdünne Streifen schneiden.

2 Die Paprikaschoten waschen, halbieren, entkernen und in dünne Streifen schneiden. Die Knoblauchzehe abziehen, zerdrücken und mit den Salatkräutern vermischen.

3 In einer heißen Pfanne ohne Fett die Rindersteakstreifen unter Schwenken kurz braten. Die Fleischstreifen mit den Zwiebel- und Paprikastreifen in eine Schüssel geben.

4 Den Bratensatz mit Brühe ablöschen, kurz durchrühren und über den Salat geben. Mit der Kräutermischung verrühren, mit Salz und Pfeffer würzen. Kurz ziehen lassen und servieren.

Tipp Je einen Esslöffel Schmand auf eine Portion Salat geben und mit Schnittlauchröllchen bestreuen. Dazu Ciabattascheiben oder Sonnenblumenbrot mit Magerquark reichen.

Geflügelsalat

Zutaten für 2 Personen

250 g Hähnchenbrustfilet (TK) • 100 g frische Champignons
1 Banane • 1 EL Zitronensaft • 250 g Ananasecken (Dose) • Salz, Pfeffer
1 TL Butter • 1 Becher Naturjoghurt • 5 EL Multivitaminsaft

410/1716 kcal/kJ
35 g Eiweiß
6 g Fett
50 g Kohlenhydrate
4 g Ballaststoffe

Zubereitung

1 Das aufgetaute Hähnchenfleisch in dünne Streifen schneiden. Die Champignons putzen und feinblättrig schneiden.

2 Die Banane schälen, in Scheiben schneiden und mit Zitronensaft beträufeln. In einer Schüssel Champignons, Banane und Ananasecken vermengen. Leicht salzen und pfeffern.

3 In einer Pfanne die Butter erhitzen. Die Fleischstreifen darin unter Schwenken kurz anbraten und in die Schüssel geben.

4 Den Joghurt mit Multivitaminsaft verrühren und unter den Salat mengen. Nochmals abschmecken.

Tipp Dazu schmecken Baguettebrötchen und ein Glas trockener Weißwein aus dem gut sortierten ALDI-Weinregal.

Orangenspargel

ZUTATEN FÜR 2 PERSONEN

225/948 kcal/kJ

10 g Eiweiß

11 g Fett

20 g Kohlenhydrate

5 g Ballaststoffe

500 g frischer Spargel • 1 Prise Zucker • 1 TL Zitronensaft
1/2 TL Butter • 1 Ei • 200 g frische Champignons • 100 g Mandarinenfilets (Dose) • 1 TL sortierte Kräuter (TK) • 5 EL Orangensaft
1 EL Olivenöl • Salz, Pfeffer

ZUBEREITUNG

1 Spargel waschen, schälen und in Salzwasser mit einer Prise
Zucker, Zitronensaft und Butter in etwa 20 Minuten garen.
2 In der Zwischenzeit das Ei in etwa 10 Minuten hart kochen,
kalt abschrecken, schälen und klein hacken. Die Champignons
mit einem feuchten Tuch abreiben und blättrig schneiden.
3 Den Spargel aus dem Wasser nehmen und quer in Stücke
schneiden. Mit den Champignons, den Mandarinenfilets und
den Kräutern in einer Schüssel locker vermengen.

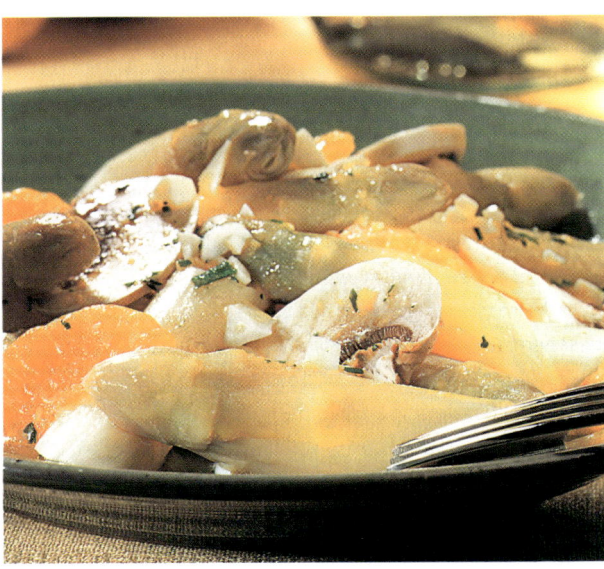

*Spargel weist nicht
nur eine hohe
Konzentration an
Folsäure auf, nämlich
85 Mikrogramm auf
100 Gramm, sondern
er enthält auch das
Provitamin A sowie
die Vitamine B1, B2
und C.*

4 Etwa vier Esslöffel Spargelsud mit dem gehackten Ei, dem Orangensaft und dem Olivenöl verrühren, mit Salz und Pfeffer würzen. Die Marinade über den Salat gießen. Den Salat etwa 1/2 Stunde bei Zimmertemperatur ziehen lassen.

TIPP In der Spargelsaison sollten Sie möglichst oft Spargel verzehren. Er ist ein idealer Schlankmacher, weil er stark entwässert und nur wenig Kalorien enthält: 12 Kilokalorien oder 48 Kilojoule auf 100 Gramm. Die Dickmacher beim Spargel sind fette Saucen, wie z. B. Sauce hollandaise.

ALDI-Salat de luxe

ZUTATEN FÜR 2 PERSONEN

250 g Riesengarnelen (TK) • Salz, Pfeffer • 1 EL Zitronensaft
200 g Feldsalat • 2 EL Olivenöl • 1 EL Aceto balsamico

239/999 kcal/kJ
24 g Eiweiß
14 g Fett
3 g Kohlenhydrate
2 g Ballaststoffe

ZUBEREITUNG

1 Die aufgetauten Riesengarnelen am Rücken entlang einschneiden, den schwarzen Darm entfernen, waschen und mit Küchenpapier trockentupfen.
2 Die Garnelen mit Salz, Pfeffer und Zitronensaft würzen. Den Feldsalat verlesen, waschen und gründlich abtropfen lassen.
3 Einen Teelöffel Olivenöl in einer Pfanne erhitzen und die Riesengarnelen auf beiden Seiten 1 Minute braten.
4 Den Feldsalat mit dem restlichen Olivenöl, Salz, Pfeffer und Aceto balsamico anmachen, auf zwei Teller geben und die Riesengarnelen darauf verteilen.

TIPP Je nach Lieferant werden die »Almare-Riesengarnelen« aufgeschnitten oder in geschlossenem Panzer geliefert. Es kann sein, dass Sie sich den ersten Arbeitsgang sparen können und die Garnelen nur waschen müssen. Zu diesem Salat je eine Folienkartoffel mit etwas Schmand servieren.

Tomaten-Bananen-Salat

Zutaten für 2 Personen

292/1227 kcal/kJ

4 g Eiweiß

7 g Fett

51 g Kohlenhydrate

6 g Ballaststoffe

4 Fleischtomaten • 1 Zwiebel • 2 Ananasringe (Dose) • 2 Bananen
1 EL Olivenöl • 1 EL Salatkräuter • Salz, Pfeffer • Cayennepfeffer

Zubereitung

1 Die Fleischtomaten mit kochendem Wasser überbrühen, häuten, entkernen, das Fruchtfleisch in Streifen schneiden.
2 Die Zwiebel abziehen, halbieren und in Streifen schneiden. Die Ananasringe in Stücke schneiden. Die Bananen schälen, in Scheiben schneiden und mit etwas Ananassaft beträufeln.
3 Alle Zutaten locker vermengen, mit Salz, Pfeffer und Cayennepfeffer würzen.

Tipp Dazu je ein gegrilltes Steak oder Putenschnitzel servieren.

Erbsen-Schinken-Salat mit Krabben

Zutaten für 2 Personen

317/1327 kcal/kJ

38 g Eiweiß

7 g Fett

24 g Kohlenhydrate

10 g Ballaststoffe

1 Zwiebel • 100 g Saftschinken • 1 TL Olivenöl • 250 g Erbsen (TK)
150 ml Fleisch- oder Gemüsebrühe (Instant) • 100 g Gemüsemais
(Dose) • 200 g Krabben in Lake • 100 g frische Champignons
Salz, Pfeffer • 1 EL Essig

Zubereitung

1 Die Zwiebel abziehen und fein würfeln. Den Schinken in Streifen schneiden. Das Olivenöl in der Pfanne erhitzen und die Zwiebelwürfel darin glasig dünsten.
2 Die Erbsen hinzufügen, kurz andünsten und mit Brühe aufgießen. Den Pfanneninhalt nach dem ersten Aufkochen in eine Schüssel geben.
3 Den Mais und die Krabben abtropfen lassen. Champignons mit einem feuchten Tuch abreiben und blättrig schneiden.

4 Mais, Champignons und Krabben unter die Erbsen mischen. Mit Salz, Pfeffer und Essig abschmecken. Den Salat in tiefen Tellern anrichten.

TIPP Den Salat mit Radicchioblättern garnieren und großzügig mit frischen Kräutern bestreuen. Dazu passen frisches Baguette, Brotchips oder Sonnenblumenbrot mit Magerquark.

Fitnesssalat

ZUTATEN FÜR 2 PERSONEN

1 Kohlrabi • 1 Apfel • 2 mittelgroße Möhren • Saft von 1 Zitrone
250 g Riesengarnelen (TK) • Salz, Pfeffer • 1 TL Olivenöl
1 Becher fettarmer Naturjoghurt • 2 EL gehackte Walnüsse

311/1300 kcal/kJ
28 g Eiweiß
12 g Fett
20 g Kohlenhydrate
4 g Ballaststoffe

ZUBEREITUNG

1 Den Kohlrabi, den Apfel und die Möhren waschen, schälen und in Stifte schneiden, mit dem Zitronensaft in einer Schüssel locker vermengen.

2 Die Riesengarnelen unter fließend kaltem Wasser waschen, am Rücken entlang einschneiden und den schwarzen Darm entfernen.

3 Die Garnelen mit Küchenpapier trockentupfen, salzen und pfeffern. Das Olivenöl in einer Pfanne erhitzen und darin die Garnelen auf beiden Seiten 1 Minute braten.

4 Den Joghurt mit Salz und Pfeffer würzen und über den Salat gießen. Die Riesengarnelen darauf legen und das Ganze mit den gehackten Walnüssen bestreuen.

TIPP Dazu je eine Folienkartoffel servieren. Garnelen werden fangfrisch eingefroren. Sie enthalten wie alle Meerestiere viel Natrium (145 Milligramm), viel Kalium (265 Milligramm), viel Jod (130 Mikrogramm), außerdem Magnesium (65 Milligramm) und Kalzium (90 Milligramm, jeweils pro 100 Gramm).

Zwiebel-Ananas-Salat mit Krabben

ZUTATEN FÜR 2 PERSONEN

308/1288 kcal/kJ
20 g Eiweiß
12 g Fett
27 g Kohlenhydrate
3 g Ballaststoffe

200 g Krabben in Lake • 1 große Zwiebel • 1/2 Ananas • 100 g fettarmer Naturjoghurt • 3 EL Orangensaft • 100 g Schmand/Sauerrahm
Salz, Pfeffer • 1 TL Currypulver • 1 Bund glatte Petersilie

ZUBEREITUNG

1 Die Krabben in einem Sieb gründlich abtropfen lassen. Die Zwiebel abziehen, halbieren und in feine Streifen schneiden.
2 Die Ananas schälen, den Strunk herausschneiden und das Fruchtfleisch in kleine Stücke schneiden. Den Joghurt mit Orangensaft und Schmand verrühren, mit Salz, Pfeffer und Currypulver würzen.
3 Die Petersilie waschen, trockenschwenken, die Blättchen von den Stielen zupfen und fein hacken. Alle Zutaten locker vermengen und zum Durchziehen mit Folie abgedeckt etwa 1 Stunde lang in den Kühlschrank stellen.

TIPP Die Ananas enthält das eiweißspaltende Enzym Bromelain, das die Verdauung aktiviert.

Krabben auf Kopfsalat

ZUTATEN FÜR 2 PERSONEN

230/958 kcal/kJ
33 g Eiweiß
4 g Fett
15 g Kohlenhydrate
1 g Ballaststoffe

1 Kopfsalatherz • 2 Becher Krabben in Lake • 100 g weiße Weintrauben • 50 g frische Champignons • 1 Becher fettarmer Naturjoghurt • 1 EL Tomatenketchup • 1 EL Orangensaft • 1 Prise Currypulver • Salz, Pfeffer

ZUBEREITUNG

1 Das Kopfsalatherz in seine Blätter zerpflücken. Die Blätter waschen und trockenschwenken. Die Krabben in einem Sieb abtropfen lassen.

2 Die Weintrauben entstielen, halbieren und eventuell entkernen. Die Champignons mit einem feuchten Tuch abreiben
und je nach Größe halbieren oder vierteln.

3 Den Joghurt mit Tomatenketchup und Orangensaft verrühren. Mit Currypulver, Salz und Pfeffer abschmecken.

4 Krabben, Weintrauben und Champignons mit der Marinade locker vermengen. Zwei Portionsschalen mit Kopfsalatblät-
tern auslegen und den Krabbensalat darauf anrichten.

Lauwarmer Gemüsemix

ZUTATEN FÜR 2 PERSONEN

1 Zucchini • 1 Fleischtomate • etwa 200 g Aubergine • 1 große Zwiebel
3 Knoblauchzehen • 2 EL Olivenöl • Salz, Pfeffer • 1/8 L Weißwein oder
Gemüsebrühe (Instant) • 2 Baguettebrötchen • 1 Dose Thunfisch im
eigenen Saft

440/1843 kcal/kJ
23 g Eiweiß
24 g Fett
33 g Kohlenhydrate
6 g Ballaststoffe

ZUBEREITUNG

1 Zucchini, Tomate und Auberginen waschen, die Stielenden
entfernen und das Fruchtfleisch in Scheiben schneiden.

2 Die Zwiebel abziehen, in Achtel schneiden. Die Knoblauchzehen abziehen, durch die Presse in das Öl drücken, verrühren.

3 Zucchini-, Auberginen-, Tomaten- und Zwiebelstücke auf
ein Backblech legen. Mit Salz und Pfeffer würzen und mit
Knoblauchöl bepinseln.

4 Die Gemüse bei etwa 220 °C (Umluft 200 °C, Gas Stufe 4–5)
in den vorgeheizten Backofen schieben und ca. 20 Minuten
backen lassen. Dabei ein- bis zweimal wenden. Während des
Garens mit etwas Weißwein oder Brühe beträufeln.

5 Die Baguettebrötchen halbieren und mit den Schnittflächen nach oben ebenfalls in den Backofen legen.

6 Die Gemüse auf zwei Teller verteilen. Den abgetropften
Thunfisch mit der Gabel zerpflücken und auf dem Gemüse
anrichten. Die Baguettebrötchen dazu reichen.

Spaghettisalat mit Feta

ZUTATEN FÜR 2 PERSONEN

568/2381 kcal/kJ
19 g Eiweiß
29 g Fett
57 g Kohlenhydrate
7 g Ballaststoffe

150 g Spaghetti • 100 g Feta • 2 Tomaten • 100 g Oliven mit Paprikafüllung • 2 Knoblauchzehen • Salz, Pfeffer • 2 EL Olivenöl • 1 EL Weißweinessig • je 1/2 TL getrockneter Oregano und Rosmarin

ZUBEREITUNG

1 Die Spaghetti nach Packungsaufschrift in siedendem Salzwasser bissfest garen. In der Zwischenzeit den Feta würfeln.
2 Die Tomaten waschen, Stielansätze entfernen, die Tomaten
halbieren und in Scheiben schneiden.
3 Die Oliven halbieren. Die Knoblauchzehen abziehen und
zerdrücken. Die Spaghetti abgießen und abtropfen lassen. In
einer Schüssel mit den vorbereiteten Zutaten locker vermengen. Mit Salz, Pfeffer, Olivenöl, Essig, Oregano und Rosmarin
würzen. Sofort servieren.

TIPP Diesen Salat lauwarm oder kalt genießen. Dazu passt gegrilltes Fischfilet oder gegrillte Gemüse aus dem Backofen.

Fischmix im Salat

ZUTATEN FÜR 2 PERSONEN

455/1906 kcal/kJ
45 g Eiweiß
21 g Fett
19 g Kohlenhydrate
6 g Ballaststoffe

1 Dose Thunfisch im eigenen Saft • 100 g Naturjoghurt • 1 TL Salatkräuter (TK) • 1 EL Weißweinessig • Salz, Pfeffer • 250 g Riesengarnelen (TK) • 1 EL Zitronensaft • 2 Fleischtomaten • 250 g grüne
Bohnen (TK) 1 EL Olivenöl • einige knackige Kopfsalatblätter
4–8 Grissini

ZUBEREITUNG

1 Den Thunfisch abtropfen lassen und mit Joghurt, Kräutern
und Weißweinessig im Küchenmixer fein pürieren. Der Sauce
eventuell etwas Wasser zufügen. Mit Salz und Pfeffer würzen.

2 Die Riesengarnelen unter fließend kaltem Wasser waschen, am Rücken entlang einschneiden, den schwarzen Darm entfernen und mit Küchenpapier trockentupfen. Mit Salz, Pfeffer und Zitronensaft würzen.

3 Die Fleischtomaten mit kochendem Wasser überbrühen, häuten und entkernen. Das Fruchtfleisch in schmale Spalten schneiden. Die Bohnen waschen und kurz blanchieren. In Eiswasser abschrecken und zusammen mit den Tomaten sowie der Thunfischsauce in einer Schüssel locker vermengen.

4 Das Olivenöl in einer Pfanne erhitzen und darin die Riesengarnelen auf beiden Seiten 1 Minute braten, abkühlen lassen.

5 Die Salatblätter waschen, trockenschwenken und auf zwei große Teller legen. Den Thunfischsalat darauf verteilen und die Riesengarnelen darauf anrichten. Grissini dazu reichen.

Käse-Trauben-Salat

ZUTATEN FÜR 2 PERSONEN

1 kleiner Kopfsalat • 200 g blaue und weiße Trauben • 200 g kerniger Frischkäse (20 %) • Salz, Pfeffer • Paprikapulver • 1 Kräuterbaguette Saft von 1 Orange • 2 EL Walnusshälften

551/2303 kcal/kJ
24 g Eiweiß
16 g Fett
75 g Kohlenhydrate
6 g Ballaststoffe

ZUBEREITUNG

1 Den Kopfsalat in Streifen schneiden, waschen und trockenschwenken. Die Trauben waschen, halbieren und eventuell entkernen.

2 Den Frischkäse mit Salz, Pfeffer und Paprika würzen. Das Kräuterbaguette in Scheiben schneiden, auf ein Backblech legen und im vorgeheizten Backofen bei etwa 200 °C (Gas Stufe 3–4) knusprig backen.

3 Den Kopfsalat mit Orangensaft, Walnüssen und etwas Pfeffer locker vermengen. Auf zwei Teller verteilen. Den Frischkäse auf den Salat geben und mit Trauben belegen. Die Baguettescheiben rundherum anrichten.

Zitronen-Reis-Salat mit Krabben

ZUTATEN FÜR 2 PERSONEN

742/3110 kcal/kJ

25 g Eiweiß

19 g Fett

115 g Kohlenhydrate

5 g Ballaststoffe

2 Knoblauchzehen • 1 kleine Zwiebel • 1 EL Pflanzenöl • 250 g Parboiled Spitzenreis • Salz, Pfeffer • edelsüßes und rosenscharfes Paprikapulver • 500 ml Gemüsebrühe (Instant) • 200 g Krabben in Lake 2 Zitronen • 100 g Oliven mit Paprikafüllung

ZUBEREITUNG

1 Die Knoblauchzehen abziehen und zerdrücken. Die Zwiebel abziehen und fein würfeln. In einem breiten Topf das Pflanzenöl erhitzen und darin Zwiebelwürfel und Knoblauch andünsten.

2 Den Reis ins Öl streuen, glasig dünsten und mit Salz, Pfeffer und beiden Paprikasorten würzen. Mit Gemüsebrühe angießen und aufkochen. Den Reis bei mittlerer Hitze unter öfterem Rühren in etwa 20 Minuten garen.

3 In der Zwischenzeit die Krabben unter fließend kaltem Wasser waschen und mit Küchenpapier trockentupfen. Die Zitronen auspressen und den Saft über die Krabben geben. Die Oliven vierteln.

Noch aromatischer schmeckt der Reis, wenn Sie einige Streifen Zitronenschale mitziehen lassen.

4 Den fertigen Reis vom Herd ziehen. Die Zitronenkrabben unterheben und alles 5 Minuten ziehen lassen. Kurz vor dem Servieren die Oliven untermengen. Nochmals abschmecken.

TIPP Zitrone schmeckt nicht nur erfrischend, sondern sie hilft auch, die Fettdepots anzugreifen: Das in ihr enthaltene Vitamin C (55 Milligramm pro 100 Gramm) schützt die so genannten T-Hormone aus der Schilddrüse, die in den Zellen für eine optimale Fettverbrennung sorgen, auf ihrem Weg über die Blutbahn gegen die freien Radikale. Bei Vitaminmangel erreichen oft nur ein Drittel der Schilddrüsenhormone T3 und T4 die fettverbrennenden Zellen. Deren Arbeitsleistung sinkt, und der Körper setzt Fett an.

Kernige Salatmischung

ZUTATEN FÜR 2 PERSONEN

100 g kalifornische Trockenpflaumen • 4 halbe Dosenpfirsiche mit
Saft • 150 g Vollmilchjoghurt • Salz, Pfeffer • 1 Bund Schnittlauch
2 EL Walnusshälften • 500 g Feldsalat

383/1606 kcal/kJ
8 g Eiweiß
10 g Fett
62 g Kohlenhydrate
10 g Ballaststoffe

ZUBEREITUNG

1 Die Trockenpflaumen in Stücke schneiden. Die Pfirsichhälften abtropfen lassen und in feine Streifen schneiden. Beides
mit dem Pfirsichsaft und dem Vollmilchjoghurt gut verrühren. Mit Salz und Pfeffer würzen.

2 Den Schnittlauch säubern und in Röllchen schneiden. Die
Walnusshälften in ein Küchentuch wickeln und mit dem
Fleischklopfer zerkleinern.

3 Den Feldsalat verlesen, waschen und trockenschwenken. In
einer größeren Schüssel den Feldsalat mit Walnüssen und Jo-
ghurtsauce gut vermengen. Den Salat auf zwei Teller verteilen
und mit Schnittlauch bestreuen.

*Dieser Salat ist reich
an Ballaststoffen: Sie
sind im Schnittlauch,
im Feldsalat und in
den Dörrpflaumen
enthalten.*

Ananaskraut mit Hähnchen

ZUTATEN FÜR 2 PERSONEN

326/1364 kcal/kJ
33 g Eiweiß
5 g Fett
35 g Kohlenhydrate
8 g Ballaststoffe

1 Zwiebel • 1 Apfel • 1 TL Butter • 100 ml Gemüsebrühe (Instant)
250 g Sauerkraut • 250 g Ananasstücke (Dose) • Salz, Pfeffer
250 g Hähnchengeschnetzeltes (TK)

ZUBEREITUNG

1 Die Zwiebel abziehen und fein würfeln. Den Apfel schälen, entkernen und in dünne Spalten schneiden.

2 In einem Topf die Butter erhitzen und darin Zwiebelwürfel sowie Apfelstücke andünsten. Mit Brühe angießen.

3 Das Sauerkraut klein schneiden und zusammen mit den Ananasstücken in den Topf geben. Unter Rühren erhitzen, nicht kochen. Mit Salz und Pfeffer würzen.

4 Das aufgetaute Hähnchengeschnetzelte in einer beschichteten Pfanne von allen Seiten einige Minuten braten.

5 Das Ananassauerkraut auf zwei große Teller verteilen und das Hähnchengeschnetzelte darauf anrichten.

TIPP Die Enzyme der Ananas und die Milchsäurebakterien des Sauerkrauts helfen, die Fettdepots anzugreifen.

Lauwarmer Pfifferlingssalat

ZUTATEN FÜR 2 PERSONEN

203/851 kcal/kJ
3 g Eiweiß
19 g Fett
2 g Kohlenhydrate
7 g Ballaststoffe

250 g Pfifferlinge • 1 Zwiebel • 1 EL Butter • Salz, Pfeffer• 3 EL trockener Weißwein • 250 g Feldsalat • 2 EL Olivenöl • 1 EL Aceto balsamico

ZUBEREITUNG

1 Die frischen Pfifferlinge putzen und klein schneiden. Die Zwiebel abziehen und fein würfeln.

2 In einer Pfanne die Butter erhitzen. Die Zwiebelwürfel darin glasig dünsten.

3 Die Pfifferlinge hinzufügen, andünsten, mit Salz und Pfeffer würzen. Sobald der Pilzsaft eingekocht ist, den Weißwein über die Pilze träufeln und die Pilze abkühlen lassen.

4 Den Feldsalat verlesen, waschen und trockenschwenken. Salat mit Olivenöl, Aceto balsamico, Salz und Pfeffer anmachen. Auf zwei Teller verteilen und die gebratenen Pfifferlingen darüber geben.

TIPP Zusätzlich können Sie marinierte Rindersteaks (TK) abtupfen, in Streifen schneiden, in einer beschichteten Pfanne ohne Fett anbraten und über den Pfifferlingssalat geben.

Nudelsalat alla Italiano

ZUTATEN FÜR 2 PERSONEN

200 g Spaghetti • 150 g Lachsschinkenaufschnitt • 100 g Salatgurke
2 Tomaten • 100 g Mozzarella • 50 g Oliven mit Paprikafüllung
2 EL Olivenöl • Saft von 1 Zitrone • 1 TL sortierte Kräuter (TK)
Salz, Pfeffer

760/3178 kcal/kJ
40 g Eiweiß
30 g Fett
80 g Kohlenhydrate
7 g Ballaststoffe

ZUBEREITUNG

1 Die Spaghetti in reichlich kochendem Salzwasser bissfest garen. Den Lachsschinken in feine Streifen schneiden.

2 Die Gurke waschen, schälen und in dünne Streifen schneiden. Die Tomaten waschen, Stielansätze entfernen und das Fruchtfleisch in Spalten schneiden. Den Mozzarella in Streifen schneiden.

3 Die Oliven halbieren. Die Spaghetti abgießen und abtropfen lassen.

4 Das Olivenöl mit Zitronensaft, Salatkräutern, Salz und Pfeffer verrühren und mit den übrigen Zutaten locker vermengen.

TIPP Dazu schmeckt ein Gläschen italienischer Weißwein aus dem ALDI-Kühlregal.

Chicken-Chips-Salat

ZUTATEN FÜR 2 PERSONEN

203/848 kcal/kJ
33 g Eiweiß
4 g Fett
7 g Kohlenhydrate
3 g Ballaststoffe

250 g Chicken Chips• 1/2 Eisbergsalat • 1 Knoblauchzehe • 150 g Naturjoghurt • 1 TL sortierte Kräuter (TK) • 1/2 TL Tomatenketchup
Salz, Pfeffer • 2 Möhren

ZUBEREITUNG

1 Die Chicken Chips nach Packungsaufschrift backen. In der Zwischenzeit den Eisbergsalat waschen, putzen, trockenschleudern und in Streifen schneiden.

2 Die Knoblauchzehe abziehen, zerdrücken, mit dem Joghurt, den Salatkräutern und dem Ketchup verrühren. Mit Salz und Pfeffer würzen.

3 Die Möhren schälen und auf einer Küchenreibe fein raspeln. Mit den Salatstreifen und der Marinade locker vermengen. Auf zwei Teller verteilen, die Chicken Chips darauf geben.

TIPP Die Chicken Chips zusätzlich mit Zitronensaft beträufeln. Das schmeckt und tut der Figur gut.

Rosenkohlsalat

ZUTATEN FÜR 2 PERSONEN

315/1323 kcal/kJ
22 g Eiweiß
15 g Fett
22 g Kohlenhydrate
12 g Ballaststoffe

500 g Rosenkohl • 100 g Lachsschinken • 1 Banane • 1 EL Butter
Salz, Pfeffer • 2 EL Mandelblättchen

ZUBEREITUNG

1 Den Rosenkohl putzen und in kochendem Salzwasser etwa 10 Minuten garen. Den Lachsschinken in Streifen schneiden. Die Banane schälen, einmal längs und einmal quer halbieren.

2 Den Rosenkohl abgießen und abtropfen lassen. In einer Pfanne die Butter erhitzen und darin den Lachsschinken erhitzen. Die Bananenstücke hinzugeben, kurz erwärmen.

3 Den Rosenkohl hinzufügen und alles mit Salz und Pfeffer würzen, die Mandelblättchen untermengen und den Salat heiß, lauwarm oder gut gekühlt servieren.

Tipp Dazu schmeckt Hähnchenbrustfilet natur vom Grill. Sie können den Rosenkohlsalat zusätzlich mit etwas Zimt und Zitronensaft würzen.

Kartoffel-Gurken-Salat

ZUTATEN FÜR 2 PERSONEN

500 g Kartoffeln • 1 Salatgurke • 1 Zwiebel • 1 TL Olivenöl
100 ml Fleischbrühe (Instant) • 1 TL scharfer Senf • 1 EL Essig • Salz,
Pfeffer • 1 Bund Schnittlauch

193/811 kcal/kJ
6 g Eiweiß
3 g Fett
34 g Kohlenhydrate
7 g Ballaststoffe

ZUBEREITUNG

1 Die Kartoffeln waschen und in Salzwasser garen. Die Salatgurke schälen und in dünne Scheiben schneiden.

2 Die Zwiebel abziehen und fein würfeln. In einer Pfanne mit hohem Rand das Olivenöl erhitzen, darin die Zwiebelwürfel glasig dünsten und mit der Fleischbrühe ablöschen. Abkühlen lassen.

3 Die Kartoffeln abgießen, kurz ausdampfen lassen und in Scheiben schneiden.

4 Die Kartoffel- und Gurkenscheiben in eine Schüssel geben. Die Zwiebel-Brühe-Mischung mit Senf und Essig verrühren, mit Salz und Pfeffer würzen, über Kartoffeln und Gurken geben.

5 Den Schnittlauch säubern und in Röllchen schneiden. Den Salat nochmals abschmecken und mit dem Schnittlauch bestreuen.

Tipp Dazu passt Knäckebrot mit Quark oder kernigem Frischkäse. Am besten schmeckt der Kartoffel-Gurken-Salat, wenn er lange gezogen hat: Bereiten Sie ihn am Tag zuvor zu.

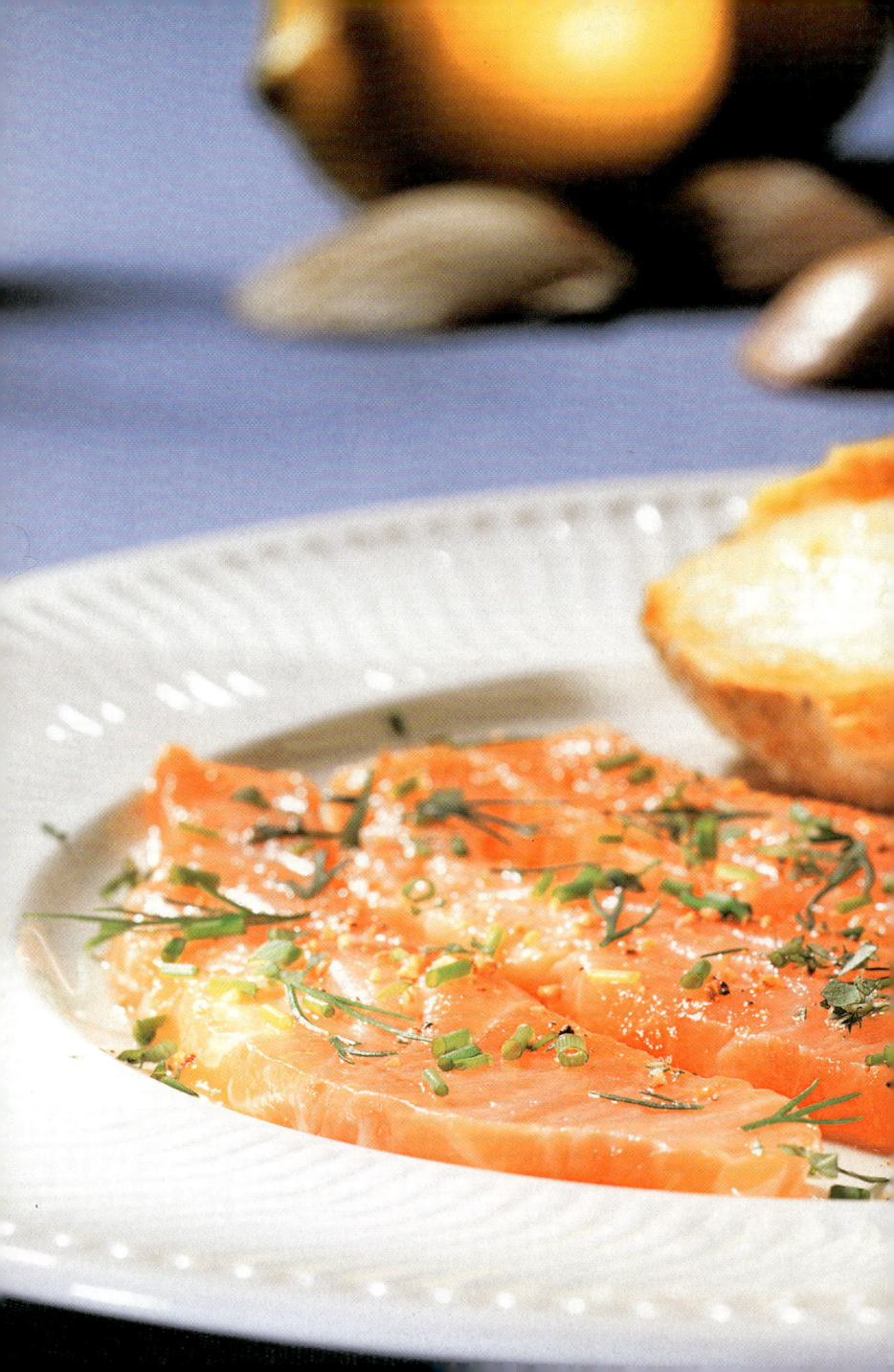

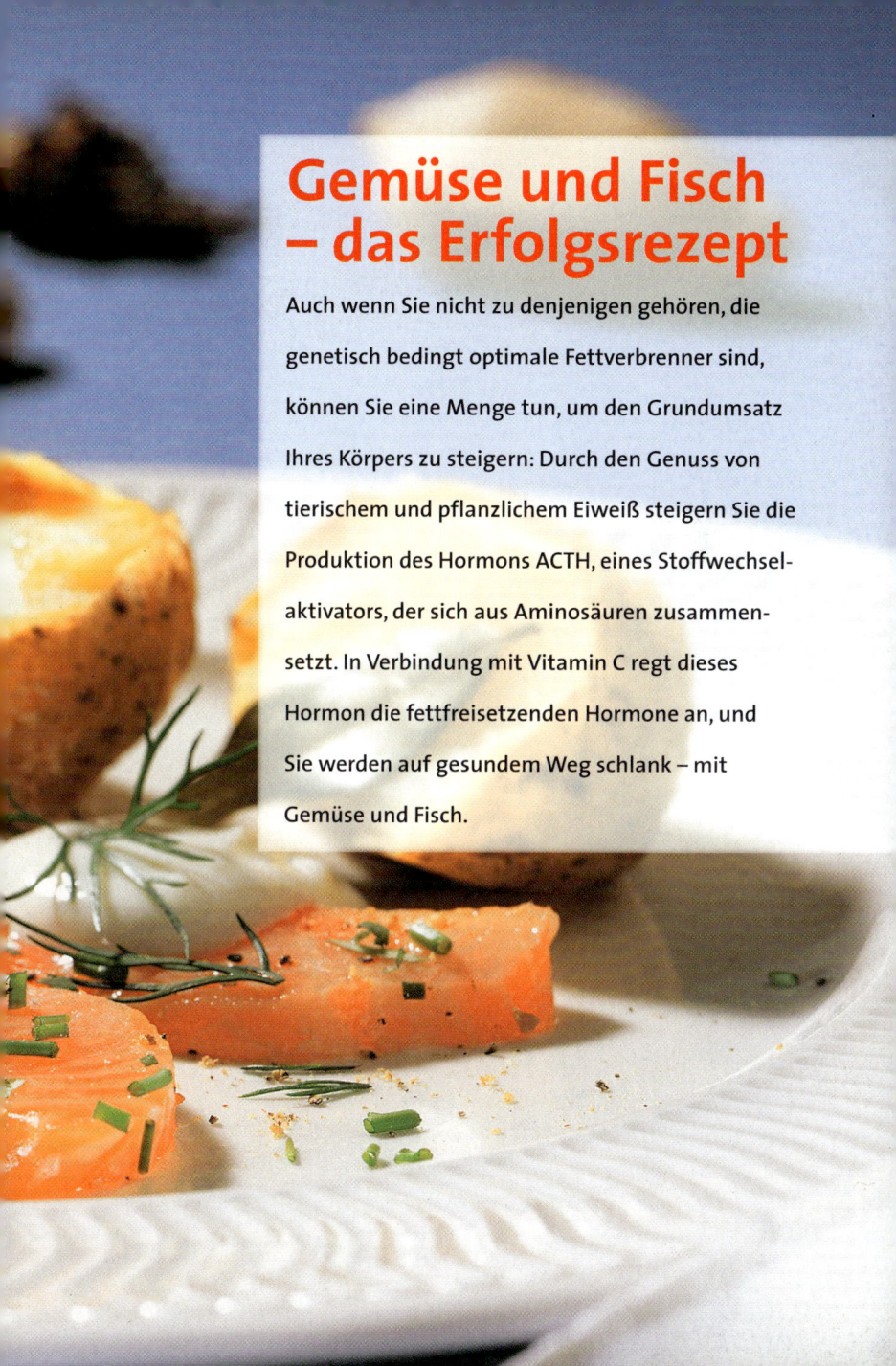

Gemüse und Fisch – das Erfolgsrezept

Auch wenn Sie nicht zu denjenigen gehören, die genetisch bedingt optimale Fettverbrenner sind, können Sie eine Menge tun, um den Grundumsatz Ihres Körpers zu steigern: Durch den Genuss von tierischem und pflanzlichem Eiweiß steigern Sie die Produktion des Hormons ACTH, eines Stoffwechselaktivators, der sich aus Aminosäuren zusammensetzt. In Verbindung mit Vitamin C regt dieses Hormon die fettfreisetzenden Hormone an, und Sie werden auf gesundem Weg schlank – mit Gemüse und Fisch.

Das unschlagbare Duo

Gemüse und Fisch sind die ideale Kombination, um schlank zu werden: Beide Lebensmittel enthalten wenig Kalorien, viele Nähr- und Ballaststoffe, und sie regen die Freisetzung von Speicherfett aus den Zellen an. Dieses Fett kann verbrannt und in Energie umgewandelt werden. Bei Fitnessfreunden sind Gemüse und Fisch schon längst in den Speisezettel integriert. Laut Statistik essen die Deutschen pro Jahr und Kopf über 14 Kilogramm Fisch, wobei der Lachs die Beliebtheitsskala anführt. Fisch enthält leicht verdauliches Eiweiß, das der Körper für den Zellaufbau benötigt. Er bietet zudem viele wichtige Vitamine, allen voran Vitamin A, welches vor Infektionen und Umweltschäden schützt, und Vitamin B1, das die geistige und körperliche Leistungsfähigkeit fördert. Er ist reich an Kalium, das lebensnotwendig für Gefäße und Herz ist, reich an Kalzium, dem essenziellen Baustoff für unsere Knochen und Zähne, sowie reich an Natrium, das den Wasserhaushalt reguliert. Doch besonders wertvoll ist Fisch für Herz und Kreislauf, denn er enthält Omega-3-Fettsäuren, die unser Körper nicht selbst bilden kann. Sie beugen Arteriosklerose vor.

»Alaska-Wildlachs«, ausgenommen, am Stück, ca. 900 Gramm für 5.98 DM und »Aqua-Lachsfilets«, 250 Gramm (2 Stück) für 4,59 DM sind bei ALDI der Renner.

Lachsstücke auf Zucchini

Zutaten für 2 Personen

2 Lachsfiletstücke (TK) • Salz, Pfeffer • 2 EL Zitronensaft
400 g Zucchini • 2 Knoblauchzehen • 2 EL Olivenöl • 4 EL trockener Weißwein

344/1440 kcal/kJ
26 g Eiweiß
31 g Fett
8 g Kohlenhydrate
2 g Ballaststoffe

Zubereitung

1 Die aufgetauten Filets waschen, mit Küchenpapier trockentupfen und in etwa 1 Zentimeter dicke Stücke schneiden, salzen, pfeffern und mit der Hälfte des Zitronensafts würzen.

2 Die Zucchini waschen, Stielenden entfernen, die Früchte längs halbieren und quer in Scheibchen schneiden. Die Knoblauchzehen abziehen und zerdrücken.

3 In einer Pfanne einen Esslöffel Olivenöl erhitzen. Darin die Lachsstücke etwa 4 Minuten sanft braten. Den Fisch aus dem Öl nehmen und beiseite stellen.

4 Im restlichen Öl den Knoblauch sowie die Zucchinistücke etwa 5 Minuten dünsten, mit Salz und Pfeffer würzen, mit Weißwein beträufeln. Das Gemüse auf zwei vorgewärmte Teller verteilen und darauf die Lachsstücke anrichten.

Die Nährwertangaben neben den Gerichten beziehen sich – wenn nicht anders angegeben – jeweils auf eine Portion.

TIPP Lachs und Zucchini sind so kalorienarm, dass ein Stückchen Kräuter- oder Knoblauchbutter dazu nicht schadet. Das Gericht mit einem ofenfrischen Kräuterbaguette oder gekochten Kartoffeln servieren.

Pochierter Lachs auf Spinat

ZUTATEN FÜR 2 PERSONEN
1 Packung Rahmspinat (TK) • Salz, Pfeffer • 250 g Lachsfilets (TK)
100 ml trockener Weißwein • 100 ml Gemüsebrühe (Instant)

ZUBEREITUNG

1 Spinat nach Packungsaufschrift erhitzen. Mit Salz und Pfeffer würzen. Lachsfilets auftauen lassen, in jeweils drei Scheiben schneiden, mit Salz und Pfeffer würzen.

2 In einem breiten Topf Weißwein und Gemüsebrühe aufkochen. Die Hitze zurückdrehen, die Lachsscheiben einlegen und unter dem Siedepunkt in etwa 4 Minuten gar ziehen lassen.

3 Die Lachsscheiben auf dem Spinat anrichten und mit etwas Fond beträufeln.

363/1515 kcal/kJ
28 g Eiweiß
23 g Fett
2 g Kohlenhydrate
5 g Ballaststoffe

TIPP Die restliche Fischbrühe bis zum erneuten Gebrauch einfrieren.

Wildlachs in der Folie

ZUTATEN FÜR 4 PERSONEN

373/1558 kcal/kJ
43 g Eiweiß
15 g Fett
12 g Kohlenhydrate
2 g Ballaststoffe

4 große Kartoffeln • Salz, Pfeffer • 1 Alaska-Wildlachs (TK)
1 TL Zitronensaft • 5 EL trockenen Weißwein • 1 TL Kräuterbutter

ZUBEREITUNG

1 Die Kartoffeln unter fließendem Wasser abbürsten, trockentupfen, salzen, in Alufolie wickeln und bei etwa 220 °C (Umluft 200 °C, Gas Stufe 4–5) in den vorgeheizten Backofen schieben. Je nach Größe bis zu 50 Minuten garen.
2 Den aufgetauten Wildlachs unter fließend kaltem Wasser abspülen, mit Küchenpapier trockentupfen, auf ein großes Stück Alufolie legen. Den Fisch mit Salz und Pfeffer auf beiden Seiten würzen, mit Zitronensaft und Weißwein beträufeln und die Butter in Flöckchen auf den Fisch geben. Die Folie verschließen und den Lachs im Ofen in etwa 20 Minuten garen.
3 Kartoffeln auswickeln, der Länge nach tief einschneiden und auf vier Teller verteilen. Den Lachs in der Folie servieren.

TIPP Dazu schmeckt Sauerrahm, vermischt mit etwa 1 Esslöffel Zitronensaft, Salz, Pfeffer und frisch gehackten Kräutern.

Krabben im Gemüseragout

ZUTATEN FÜR 2 PERSONEN

245/1024 kcal/kJ
21 g Eiweiß
12 g Fett
13 g Kohlenhydrate
5 g Ballaststoffe

200 g Krabben in Lake • 200 g frische Champignons • 1 Stange Lauch
2 Fleischtomaten • 100 g Gemüsemais (Dose) • 1 TL Butter
Salz, Pfeffer • 50 g Sahne

ZUBEREITUNG

1 Die Krabben in einem Sieb gut abtropfen lassen. Die frischen Champignons mit einem feuchten Tuch abreiben und feinblättrig schneiden.

2 Den Lauch putzen, das dunkle Grün und den Wurzelansatz entfernen. Den Lauch längs halbieren, zwischen den Blattschichten waschen und quer in dünne Streifen schneiden.
3 Die Fleischtomaten mit heißem Wasser überbrühen, häuten und entkernen. Das Fruchtfleisch in Streifen schneiden. Den Gemüsemais in einem Sieb abtropfen lassen.
4 In einer Pfanne die Butter erhitzen. Lauch und Champignons darin andünsten. Tomatenstreifen und Mais hinzugeben, das Gemüse einige Minuten dünsten lassen.
5 Die Krabben einrühren und alles mit Salz und Pfeffer würzen, zuletzt mit Sahne verfeinern.

TIPP Dazu schmeckt Langkornreis mit frischen Kräutern.

Curryreistopf mit Krabben

ZUTATEN FÜR 2 PERSONEN

1 Zwiebel • 2 Knoblauchzehen • 2 EL Olivenöl • 200 g Langkornreis
Salz, Pfeffer • 1/2 TL Currypulver • 1/2 l Gemüsebrühe (Instant)
200 g Krabben in Lake

563/2358 kcal/kJ
22 g Eiweiß
16 g Fett
82 g Kohlenhydrate
3 g Ballaststoffe

ZUBEREITUNG

1 Die Zwiebel abziehen und würfeln, die Knoblauchzehen abziehen und zerdrücken. Das Öl in einem Wok erhitzen, Zwiebel und Knoblauch darin andünsten. Den Reis einstreuen und 1 Minute unter Rühren mitdünsten.
2 Den Reis mit Salz, Pfeffer und Curry würzen, mit der Gemüsebrühe ablöschen und aufkochen lassen, bei mittlerer Hitze und gelegentlichem Umrühren 15 bis 20 Minuten garen.
3 Sobald der Reis gar ist, die Krabben untermischen, leicht erhitzen, nochmals abschmecken und servieren.

TIPP Dazu passt ein bunt gemischter Salat und als Getränk ein Gläschen Prosecco aus dem ALDI-Weinsortiment.

Thunfischspaghetti mit Bohnen

ZUTATEN FÜR 2 PERSONEN

656/2749 kcal/kJ
32 g Eiweiß
26 g Fett
74 g Kohlenhydrate
8 g Ballaststoffe

200 g Spaghetti • 1 Dose Thunfisch im eigenen Saft • 200 g frische Bohnen • 2 EL Olivenöl • 100 ml Gemüsebrühe (Instant) • Salz, Pfeffer je 1/2 TL getrockneter Rosmarin und Thymian

ZUBEREITUNG

1 Die Spaghetti in reichlich Salzwasser in 8 bis 10 Minuten bissfest garen. Die Spaghetti abgießen und abtropfen lassen. Den Thunfisch in einem Sieb abtropfen lassen.

2 Die Bohnen waschen, putzen, quer halbieren. In einer Pfanne das Olivenöl erhitzen, die Bohnen darin andünsten, mit Gemüsebrühe ablöschen, mit Salz, Pfeffer, Rosmarin und Thymian würzen. Etwa 5 Minuten dünsten lassen.

3 Spaghetti und Thunfisch zum Erhitzen unter die Bohnen mischen. Nochmals abschmecken und sofort servieren.

TIPP   1–2 Esslöffel eingelegte Kapern und gehäutete Tomatenstreifen unter die Thunfischspaghetti mengen.

Zitronenlachs mit Knitterkartoffeln

ZUTATEN FÜR 2 PERSONEN

336/1404 kcal/kJ
27 g Eiweiß
16 g Fett
20 g Kohlenhydrate
2 g Ballaststoffe

4 mittelgroße Kartoffeln • 4 Lorbeerblätter • Salz • 1 EL Olivenöl 2 Lachssteaks (TK) • 2 EL Zitronensaft • schwarzer Pfeffer aus der Mühle • 100 g Naturjoghurt

ZUBEREITUNG

1 Die Kartoffeln unter fließend kaltem Wasser abbürsten und mit Küchenpapier trockentupfen.

2 Jede Kartoffel längs einschneiden, in jeden Schnitt ein Lorbeerblatt geben. Die Kartoffeln salzen und mit Olivenöl bestreichen.

3 Die Kartoffeln bei 220 °C (Umluft 200 °C, Gas Stufe 4–5) in den vorgeheizten Ofen schieben, in 30 bis 40 Minuten backen.
4 Die beiden Lachssteaks in sehr dünne Streifen schneiden, den Fisch auf zwei große Teller legen, mit Zitronensaft beträufeln und etwa 10 Minuten ziehen lassen.
5 Den Lachs mit grob gemahlenem Pfeffer bestreuen, mit dem Naturjoghurt garnieren, mit den Kartoffeln servieren.

TIPP Durch den Zitronensaft wird der Lachs mariniert. Zusätzlich frisch gehackte Kräuter wie Dill, Petersilie, Schnittlauch und Kerbel über den Lachs streuen.

Kartoffelwürfel mit Hering

ZUTATEN FÜR 2 PERSONEN
2 große Kartoffeln • 2 EL Olivenöl • Salz, Pfeffer • edelsüßes Paprikapulver • 250 g Dill-Heringshappen (Dose)

378/1584 kcal/kJ
16 g Eiweiß
29 g Fett
14 g Kohlenhydrate
3 g Ballaststoffe

ZUBEREITUNG

1 Die Kartoffeln waschen, schälen und in etwa 1/2 Zentimeter große Würfel schneiden. In kochendes Salzwasser geben und ca. 5 Minuten garen, in ein Sieb abgießen, abtropfen lassen.
2 In einer Pfanne Olivenöl erhitzen und darin die Kartoffelwürfel von allen Seiten kräftig bräunen. Mit Salz, Pfeffer und Paprika würzen.
3 Die Kartoffeln auf zwei Teller verteilen und die Heringshappen darauf anrichten.

TIPP Seefisch sollte mindestens einmal pro Woche gegessen werden, denn er enthält Omega-3-Fettsäuren. Diese wertvollen, mehrfach ungesättigten Fettsäuren halten u. a. die Zellen und die Blutgefäße elastisch, wirken entzündungshemmend und senken den Cholesterinspiegel. Fisch ist reich an Eisen, Vitamin D, B-Vitaminen und Jod.

Riesengarnelen im Spaghettinest

ZUTATEN FÜR 2 PERSONEN

536/2239 kcal/kJ

32 g Eiweiß

18 g Fett

55 g Kohlenhydrate

5 g Ballaststoffe

150 g Spaghetti • 250 g Riesengarnelen (TK) • Salz, Pfeffer
1 TL Zitronensaft • 2 EL Olivenöl • 4 EL trockener Weißwein
50 g Oliven mit Paprikafüllung

ZUBEREITUNG

1 Die Spaghetti nach Packungsaufschrift in reichlich Salzwasser bissfest garen, abgießen und abtropfen lassen.

2 In der Zwischenzeit die aufgetauten Riesengarnelen längs halbieren, falls nötig den schwarzen Darm entfernen, unter fließend kaltem Wasser waschen, mit Küchenpapier trockentupfen, mit Salz, Pfeffer und Zitronensaft würzen.

3 In einer Pfanne das Olivenöl erhitzen und die Riesengarnelen darin auf beiden Seiten 1 1/2 Minuten braten.

4 Die Riesengarnelen mit Weißwein beträufeln und die Spaghetti locker untermengen.

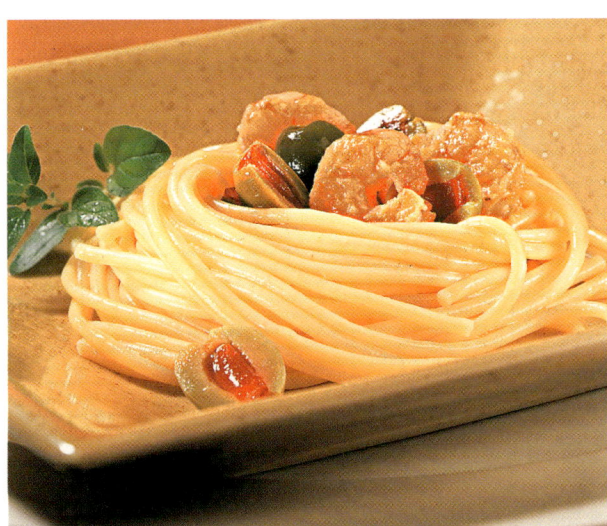

Die Spaghettinester sind eine leichte, aber sättigende, typisch mediterrane Mahlzeit.

5 Die Oliven halbieren. Die Spaghetti mit einer Gabel zu Nestern drehen und auf zwei Tellern anrichten. Riesengarnelen und Oliven in den Nestern anrichten.

Folienkartoffeln mit Lachs und Tomatenjoghurt

Zutaten für 2 Personen

2 große Kartoffeln • Salz, Pfeffer • 2 Fleischtomaten • 200 g Naturjoghurt • 100 g Räucherlachs

209/877 kcal/kJ
16 g Eiweiß
7 g Fett
18 g Kohlenhydrate
3 g Ballaststoffe

Zubereitung

1 Die Kartoffeln unter fließend kaltem Wasser abbürsten, mit Küchenpapier trockentupfen, salzen und in Alufolie packen. Im vorgeheizten Backofen bei 220 °C (Umluft 200 °C, Gas Stufe 4–5) je nach Größe bis zu 40 Minuten garen lassen.

2 In der Zwischenzeit die Fleischtomaten mit heißem Wasser überbrühen, häuten, entkernen und das Fruchtfleisch fein würfeln. Tomatenwürfel mit dem Joghurt verrühren, mit Salz und Pfeffer würzen.

3 Den Räucherlachs in Streifen schneiden. Die Kartoffeln aus dem Ofen nehmen, die Folie entfernen, die Kartoffeln tief einschneiden. Den Tomatenjoghurt in den Einschnitt füllen und die Kartoffeln mit Räucherlachsstreifen belegen.

Tipp Dazu schmeckt Rucolasalat oder ein bunt gemischter Salat aus Radieschen, Tomaten, Lollo Rosso und Zucchini. Als Getränk ein Glas gut gekühlten »Bianco di Custoza« oder »Verdicchio dei Castelli« aus dem ALDI-Weinregal servieren. Wenn es schnell gehen muss, können Sie den Joghurt auch mit etwas Tomatenmark verrühren, allerdings fehlen dann nicht nur der frische Geschmack der Tomaten, sondern auch ihre phänomenalen Inhaltsstoffe: Neben Kalium, Zink und Silizium sind dies Vitamin A, Folsäure, B-Vitamine und Vitamin C.

Paprikagemüse mit Riesengarnelen

ZUTATEN FÜR 2 PERSONEN

302/1263 kcal/kJ
25 g Eiweiß
15 g Fett
10 g Kohlenhydrate
5 g Ballaststoffe

1 Zwiebel • 2 Knoblauchzehen • je 1 rote und 1 grüne Paprikaschote
1/2 frische Chilischote • 250 g Riesengarnelen (TK) • Salz, Pfeffer
1 EL Zitronensaft • 2 EL Olivenöl • 5 EL trockener Weißwein

ZUBEREITUNG

1 Die Zwiebel abziehen und würfeln, die Knoblauchzehen
zerdrücken. Die Paprikaschoten waschen, entkernen und in
etwa 1/2 Zentimeter große Würfel schneiden. Die Chilischote
waschen, entkernen und fein würfeln.

2 Die Riesengarnelen unter fließend kaltem Wasser waschen,
am Rücken aufschneiden, den schwarzen Darm entfernen.
Garnelen mit Küchenpapier trockentupfen. Mit Salz, Pfeffer
und Zitronensaft würzen.

3 Das Olivenöl erhitzen, die Riesengarnelen darin auf beiden
Seiten 1 Minute anbraten, herausnehmen, beiseite stellen.

4 Zwiebel-, Knoblauch- und Chiliwürfel im Öl andünsten. Pa-
prikawürfel hinzufügen, andünsten und mit Weißwein ablöschen, bei mittlerer Hitze etwa 5 Minuten dünsten lassen.

5 Das Gemüse abschmecken und die Garnelen unterziehen.

Garnelen mit Spargel

ZUTATEN FÜR 2 PERSONEN

224/936 kcal/kJ
30 g Eiweiß
10 g Fett
4 g Kohlenhydrate
2 g Ballaststoffe

250 g Riesengarnelen (TK) • Salz, Pfeffer • 1 TL Zitronensaft • 1 kleine
Zwiebel • 50 Lachsschinken • 200 g Spargel (Dose) • 1 EL Butter
1 Prise Chiligewürz

ZUBEREITUNG

1 Die Garnelen unter fließend kaltem Wasser waschen, am
Rücken einschneiden, den schwarzen Darm entfernen. Mit
Küchenpapier trockentupfen.

2 Die Garnelen mit Salz, Pfeffer und Zitronensaft würzen und ziehen lassen.

3 Die Zwiebel abziehen und würfeln. Den Lachsschinken in kleine Würfel schneiden. Den Spargel quer in etwa 2 Zentimeter lange Stücke schneiden.

4 In einer Pfanne die Butter erhitzen. Zwiebel- und Schinkenwürfel darin glasig dünsten. Riesengarnelen und Spargel hinzufügen und unter Rühren etwa 5 Minuten dünsten.

5 Den Pfanneninhalt mit Salz, Pfeffer und Chiligewürz abschmecken. Auf zwei vorgewärmten Tellern servieren.

Austernpfanne mit Krabben

ZUTATEN FÜR 2 PERSONEN
200 g Krabben in Lake • 1 Zwiebel • 2 Knoblauchzehen • 250 g frische Austernpilze • 1 EL Olivenöl • 1 TL sortierte Kräuter (TK) • Salz, Pfeffer 200 ml trockener Weißwein • 4 Scheiben Ciabatta

304/1271 kcal/kJ
21 g Eiweiß
9 g Fett
23 g Kohlenhydrate
4 g Ballaststoffe

ZUBEREITUNG

1 Die Krabben in einem Sieb abtropfen lassen. Die Zwiebel abziehen und fein würfeln, die Knoblauchzehen ebenfalls abziehen und zerdrücken.

2 Die Austernpilze putzen und in dünne Streifen schneiden. In einer Pfanne das Olivenöl erhitzen, Zwiebelwürfel und Knoblauch glasig dünsten. Die Austernpilze hinzufügen und unter Rühren einige Minuten andünsten, mit Kräutern, Salz und Pfeffer würzen und mit Weißwein ablöschen.

3 Kurz vor dem Servieren die Krabben unterziehen. Nochmals abschmecken und mit getoasteten Ciabatta-Scheiben reichen.

TIPP Die Krabben werden sehr schnell hart, wenn sie zu lange und zu hoch erhitzt werden. Sie sollten sie nur kurz unter Rühren in dem Pilzgemüse erwärmen, damit das Krabbenfleisch weich bleibt.

Maiskartoffeln mit Räucherlachs

ZUTATEN FÜR 2 PERSONEN

281/1180 kcal/kJ
16 g Eiweiß
10 g Fett
31 g Kohlenhydrate
5 g Ballaststoffe

400 g Kartoffeln • 1 TL Olivenöl • Salz, Pfeffer • 100 g Gemüsemais (Dose) • 150 ml Gemüsebrühe (Instant) • 100 g Räucherlachs 50 g Sauerrahm

ZUBEREITUNG

1 Die Kartoffeln waschen, schälen und in Scheiben schneiden. Eine feuerfeste Form mit Olivenöl ausstreichen, die Kartoffeln dachziegelartig hineinlegen und mit Salz und Pfeffer würzen.
2 Den Mais darüber streuen. Das Ganze mit Gemüsebrühe begießen und bei etwa 220 °C (Umluft 200 °C, Gas Stufe 4–5) im vorgeheizten Backofen etwa 30 Minuten garen lassen.
3 Den Räucherlachs in feine Streifen schneiden. Die Kartoffeln auf zwei tiefe Teller verteilen, mit dem Sauerrahm und den Räucherlachsstreifen garnieren.

TIPP Dazu schmeckt Tomatensalat. Als Getränk passt eine rote oder weiße Weinschorle, z. B. mit »Beaujolais-Villages« oder »Pinot Grigio« aus dem gut sortierten ALDI-Weinregal.

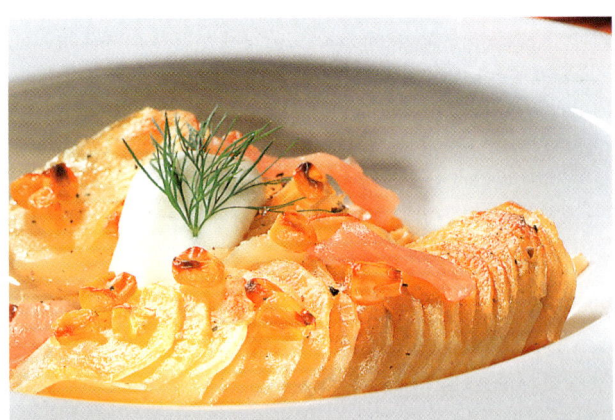

Den Kartoffelauflauf können Sie natürlich auch mit Zucchini, Tomaten und Zwiebeln variieren.

Regenbogenforelle im Sud

ZUTATEN FÜR 2–3 PERSONEN

1 Regenbogenforelle (TK) • 1 kleine Zwiebel • 1 Möhre • 1/2 Stange
Lauch • 1/8 l trockener Weißwein • Salz • 1 EL Zitronensaft
5 weiße Pfefferkörner

Für 3 Personen:
237/997 kcal/kJ
38 g Eiweiß
5 g Fett
3 g Kohlenhydrate
1 g Ballaststoffe

ZUBEREITUNG

1 Unterkiefer und Schwanzende der aufgetauten Regenbogenforelle mit Küchengarn so zusammenbinden, dass die Forelle rund liegt.

2 Die Zwiebel abziehen, halbieren und in Streifen schneiden.
Die Möhre schälen und in Stifte schneiden.

3 Den Lauch putzen, das dunkle Grün und das Wurzelende
entfernen, den Lauch der Länge nach aufschneiden und zwischen den Blattschichten waschen. Den Lauch in dünne Streifen schneiden.

4 Einen breiten, tiefen Topf zu zwei Dritteln mit heißem Wasser füllen. Den Weißwein zugießen und aufkochen lassen, mit
einer kräftigen Prise Salz und Zitronensaft verrühren, die Pfefferkörner hinzufügen.

5 Das Gemüse in den Sud rühren und die Regenbogenforelle
in den Sud legen. Der Sud darf nicht mehr kochen. Den Fisch in
15 bis 20 Minuten gar ziehen lassen.

6 Die Regenbogenforelle mit einem Schaumlöffel aus dem
Sud nehmen und abtropfen lassen. Das Küchengarn entfernen und den Fisch auf einer vorgewärmten Servierplatte anrichten. Die Gemüsestreifen mit etwas Sud auf zwei tiefen Tellern anrichten.

TIPP Dazu passen Salzkartoffeln oder Pellkartoffeln. Sie können das ausgelöste Fischfleisch mit Zitronensaft beträufeln.
Auch frische gehackte Kräuter wie Petersilie, Kerbel oder Estragon schmecken zur Forelle.

Geschmortes Rotbarschfilet mit Tomaten

ZUTATEN FÜR 2 PERSONEN

293/1225 kcal/kJ
45 g Eiweiß
9 g Fett
6 g Kohlenhydrate
2 g Ballaststoffe

400 g Rotbarschfilets (TK) • Salz, Pfeffer • 1 EL Zitronensaft • 1 Dose geschälte Tomaten • 1 TL sortierte Kräuter (TK) • 1 TL Gemüsebrühe (Instant)

ZUBEREITUNG

1 Die aufgetauten Rotbarschfilets unter fließend kaltem Wasser waschen, mit Küchenpapier trockentupfen, in Streifen schneiden. Mit Salz, Pfeffer und Zitronensaft würzen. Die Tomaten in kleine Stücke schneiden.

2 In einer Pfanne mit hohem Rand die Tomaten samt Tomatensaft bei kleiner Hitze etwa 10 Minuten schmoren lassen. Mit Salz, Pfeffer, Kräutern und Brühenpulver würzen.

3 Die Rotbarschstreifen einlegen und im Tomatensud etwa 5 Minuten gar ziehen lassen.

TIPP Dazu passt Kräuterreis oder Baguette aus dem Ofen.

Rotbarschfilets mit Gemüse

ZUTATEN FÜR 2 PERSONEN

621/2606 kcal/kJ
37 g Eiweiß
49 g Fett
9 g Kohlenhydrate
4 g Ballaststoffe

300 g Rotbarschfilets (TK) • Salz, Pfeffer • 1 EL Zitronensaft • 2 Möhren 200 g Sellerie • 1 Stange Lauch • 2 EL Olivenöl • 1 Becher H-Schlagsahne (200 g)

ZUBEREITUNG

1 Die aufgetauten Rotbarschfilets unter fließend kaltem Wasser waschen, mit Küchenpapier trockentupfen, mit Salz, Pfeffer und Zitronensaft würzen.

2 Möhren und Sellerie schälen und in Stifte schneiden. Die Lauchstange der Länge nach halbieren, dunkles Grün und

Wurzelansatz entfernen, den Lauch zwischen den Blattschichten waschen und in dünne Streifen schneiden.

3 In einer Pfanne das Olivenöl erhitzen und das Gemüse darin etwa 5 Minuten dünsten, mit Salz und Pfeffer würzen.

4 Die Hälfte des Gemüses in einer Auflaufform verteilen. Die Fischfilets auf das Gemüsebett legen und mit dem restlichen Gemüse bedecken. Mit der Sahne begießen.

5 Den Auflauf im vorgeheizten Ofen bei 190 °C (Gas Stufe 3) 30 Minuten garen.

Lachspfanne mit Spätzle

ZUTATEN FÜR 2 PERSONEN

250 g aufgetaute Lachsfilets (TK) • Salz, Pfeffer • 1 EL Zitronensaft
1 Zwiebel • 1 Packung Spätzle (250 g) • 1 EL Olivenöl • 1 TL Butter
1 TL sortierte Kräuter (TK)

417/1746 kcal/kJ
32 g Eiweiß
23 g Fett
20 g Kohlenhydrate
2 g Ballaststoffe

ZUBEREITUNG

1 Die aufgetauten Lachsfilets in 1 Zentimeter dicke Würfel schneiden. Mit Salz, Pfeffer und Zitronensaft würzen. Die Zwiebel abziehen, halbieren und in Streifen schneiden.

2 Die Spätzle in siedendem Salzwasser nach Packungsaufschrift garen. In ein Sieb abgießen und kalt abschrecken.

3 Das Öl in einer Pfanne erhitzen, den Lachs darin 2 Minuten anbraten, herausnehmen und auf einen Teller legen.

4 In derselben Pfanne die Butter erhitzen, die Zwiebelstreifen darin glasig dünsten. Abgetropfte Spätzle hinzufügen und unter Rühren anbraten. Mit Salz, Pfeffer und Kräutern würzen.

5 Die Lachswürfel locker unterheben und sofort servieren.

TIPP Das Fettsparen beginnt bei der richtigen Pfanne: Bei einer kalorienreduzierten Ernährung ist eine antihaftbeschichtete Pfanne unabdingbar. In ihr können Sie die meisten Nahrungsmittel ohne Zugabe von Fett braten.

Gemüsereis mit Räucherlachs

ZUTATEN FÜR 2 PERSONEN

412/1725 kcal/kJ
17 g Eiweiß
14 g Fett
48 g Kohlenhydrate
5 g Ballaststoffe

1 Zwiebel • 1 EL Olivenöl • 100 g Langkornreis • Salz, Pfeffer • 1 Döschen Safran oder 1 TL Currypulver • 50 ml trockener Weißwein
200 ml Gemüsebrühe (Instant) • 250 g Kaisergemüse (TK)
100 g Räucherlachs

ZUBEREITUNG

1 Die Zwiebel abziehen und fein würfeln. In einem Topf das Olivenöl erhitzen und darin die Zwiebelwürfel andünsten.
2 Den Reis einstreuen und kurz andünsten, mit Salz, Pfeffer und Safran bzw. Currypulver verrühren. Mit Weißwein und Brühe ablöschen, unter Rühren etwa 15 Minuten garen.
3 Das Gemüse zum Erhitzen unter den Reis heben, nochmals abschmecken. Den Lachs in dünne Streifen schneiden und locker unterheben.

TIPP Eine halbe Packung angebrochenen Räucherlachs lässt man nicht so gerne geöffnet im Kühlschrank liegen: Bereiten Sie dieses Rezept für 4 Personen zu, oder servieren Sie am Abend Rohkost mit Räucherlachsbrötchen.

Geschmorte Gemüse

ZUTATEN FÜR 2 PERSONEN

366/1538 kcal/kJ
12 g Eiweiß
14 g Fett
46 g Kohlenhydrate
11 g Ballaststoffe

250 g Fenchel • 250 g Tomaten • 250 g Zucchini • 250 g Auberginen
250 g Champignons • Saft von 2 Zitronen • 2 EL Olivenöl • Salz, Pfeffer
4 bis 6 Scheiben Ciabatta

ZUBEREITUNG

1 Das Gemüse putzen und waschen. Den Fenchelstrunk herausschneiden und Fenchel in Streifen schneiden. Die Tomaten vierteln. Die Zucchini in Scheiben schneiden.

2 Die Auberginen in Scheiben schneiden und in kaltes Salzwasser legen. Die Champignons putzen und vierteln.
3 Zitronensaft mit Olivenöl, Salz und Pfeffer verrühren. Den
Backofen auf 200 °C (Umluft 180 °C, Gas Stufe 3–4) vorheizen.
4 Die Auberginen abgießen und mit Küchenpapier trockentupfen. Die vorbereiteten Gemüse auf ein Backblech legen
und mit der Zitronen-Marinade begießen.
5 Die Gemüse in den Ofen schieben und etwa 30 Minuten
schmoren. Während der Garzeit ein- bis zweimal wenden. Das
Gemüse auf zwei Teller verteilen und mit Ciabatta servieren.

TIPP Die Auberginen werden in Salzwasser eingelegt, da sie
sonst das ganze Öl aufsaugen würden. Sie können sie auch
mit Salz bestreuen, ziehen lassen und abtupfen.

Weißkohl mit Schinken

ZUTATEN FÜR 2 PERSONEN

500 g Weißkohl • 1 Zwiebel • 1 EL Pflanzenöl • 150 ml Gemüsebrühe
(Instant) • Salz, Pfeffer • Kümmel • 150 g gekochter Saftschinken

222/934 kcal/kJ
20 g Eiweiß
11 g Fett
10 g Kohlenhydrate
7 g Ballaststoffe

ZUBEREITUNG

1 Den Weißkohl waschen, putzen und auf einer Küchenreibe
hobeln. Die Zwiebel abziehen, halbieren und würfeln.
2 In einem breiten Topf das Pflanzenöl erhitzen, die Zwiebelwürfel darin glasig dünsten und mit Brühe ablöschen.
3 Die Weißkohlstreifen dazugeben, mit Salz, Pfeffer und Kümmel würzen. Einige Minuten offen kochen lassen, dann den
Topfinhalt in eine Schüssel umfüllen.
4 Den Schinken in Streifen schneiden und unter den Salat
mischen. Nochmals abschmecken und lauwarm servieren.

TIPP Zum Weißkohl schmecken frische Bauernbrotschnitten
mit Kräuterquark.

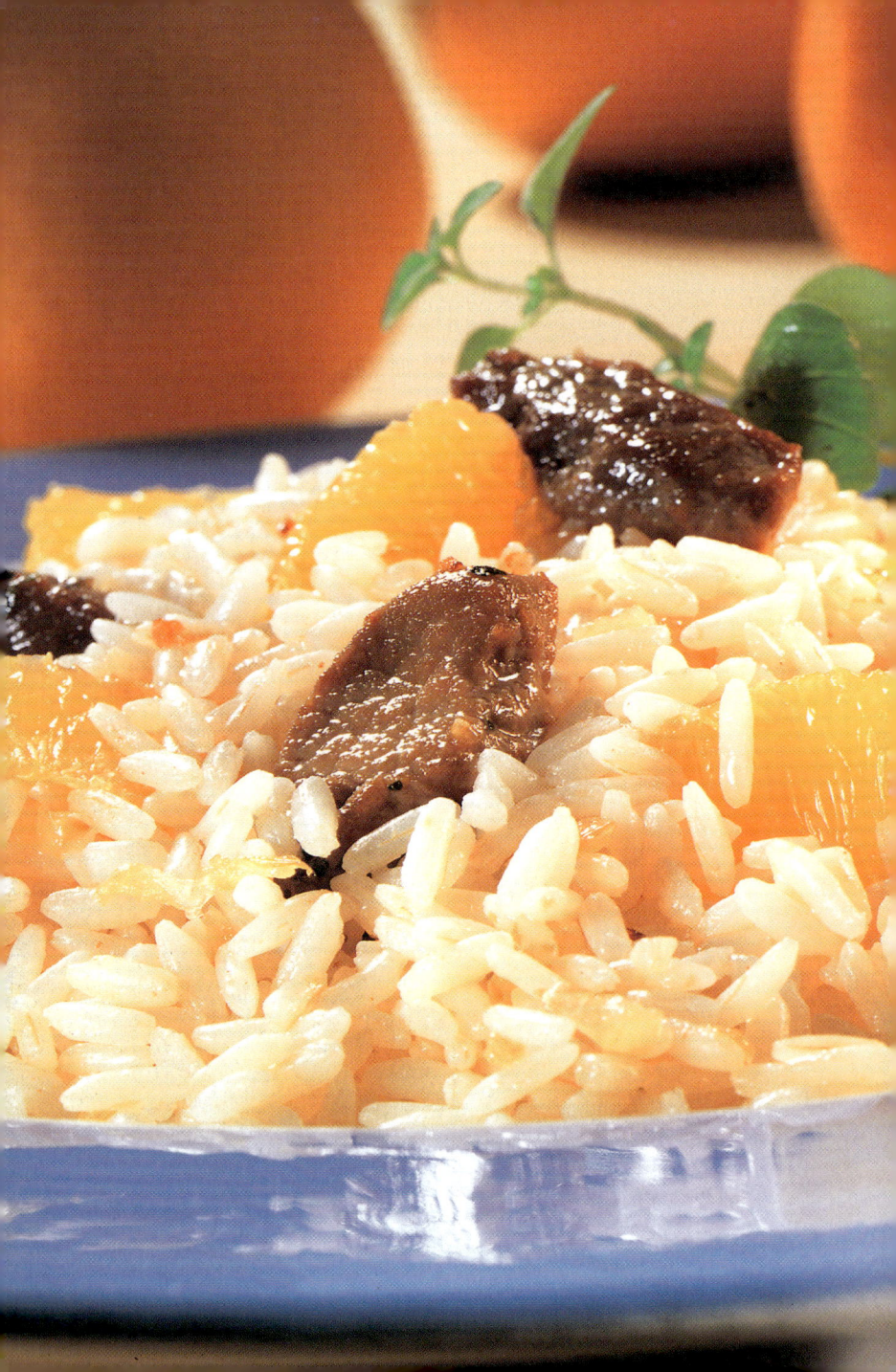

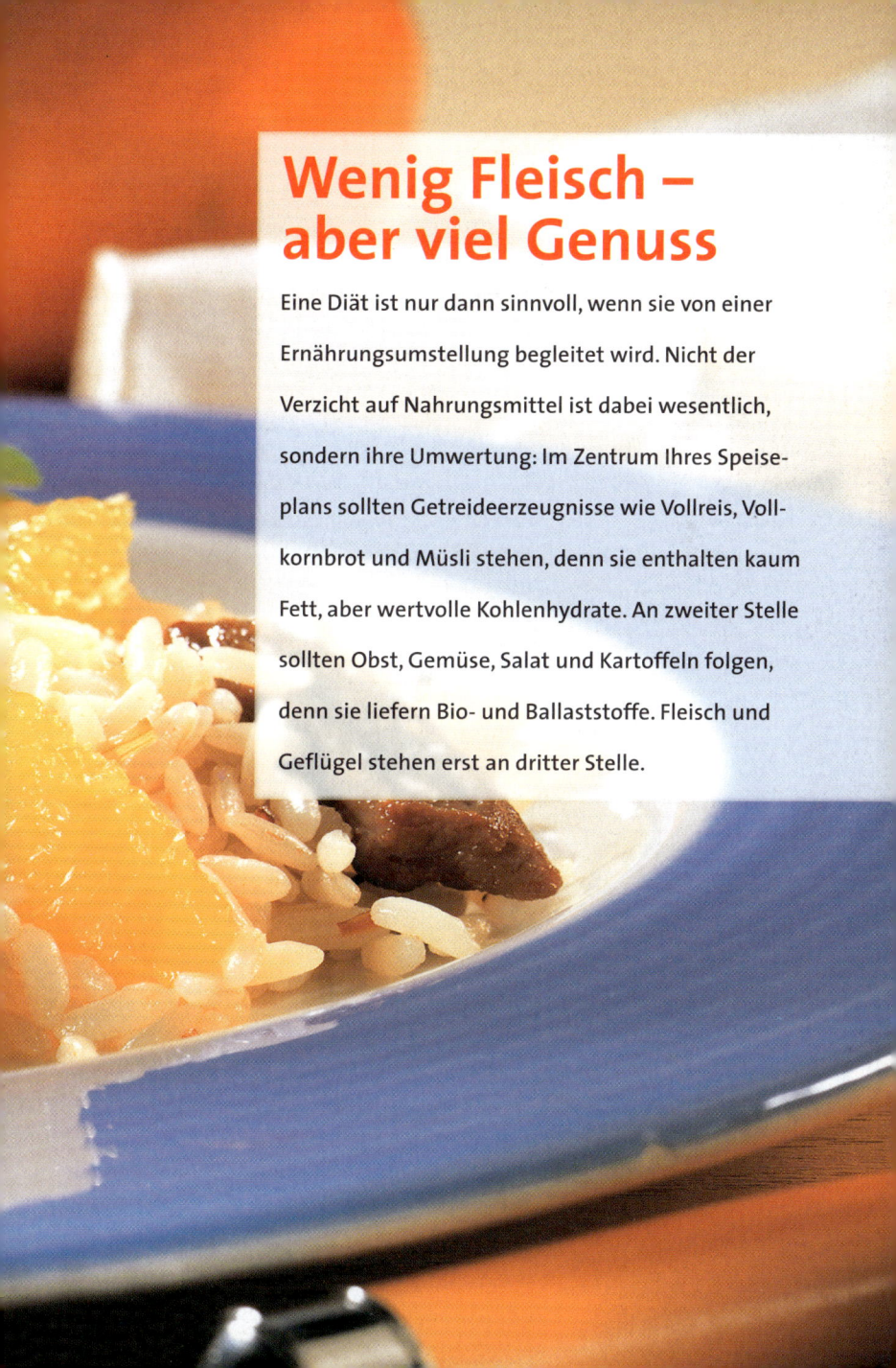

Wenig Fleisch –
aber viel Genuss

Eine Diät ist nur dann sinnvoll, wenn sie von einer Ernährungsumstellung begleitet wird. Nicht der Verzicht auf Nahrungsmittel ist dabei wesentlich, sondern ihre Umwertung: Im Zentrum Ihres Speiseplans sollten Getreideerzeugnisse wie Vollreis, Vollkornbrot und Müsli stehen, denn sie enthalten kaum Fett, aber wertvolle Kohlenhydrate. An zweiter Stelle sollten Obst, Gemüse, Salat und Kartoffeln folgen, denn sie liefern Bio- und Ballaststoffe. Fleisch und Geflügel stehen erst an dritter Stelle.

Eine unverzichtbare Nebensache

Das Resultat unserer gewandelten Ernährungsgewohnheiten ist leider negativ: Kreislauferkrankungen wie Angina pectoris, Arteriosklerose, Herzinfarkt und Bluthochdruck oder Stoffwechselerkrankungen wie Gicht und Diabetes mellitus Typ II sind die Folge eines seit der Industrialisierung der Landwirtschaft in Europa stark angestiegenen Fleisch- und Fettkonsums. In früheren Zeiten ernährte man sich zwangsweise gesund, denn Fleisch war teuer. Der Sonntagsbraten war die kulinarische Krönung der Woche, von Montag bis Samstag aber wurden Gemüse und Getreideerzeugnisse gegessen. Fleisch gehört zu einer ausgewogenen Ernährung, aber es ist nicht die Haupt-, sondern die Nebensache. Machen Sie Ihre Beilagen zur Hauptspeise. Sie werden dauerhaft abnehmen, sich wohler fühlen, belastbarer werden, kurz Ihr Organismus wird es Ihnen danken.

Salopp formuliert bedeutet eine Ernährungsumstellung, dass Sie nicht mehr Schnitzel mit Kartoffeln und Kassler mit Kraut bestellen, sondern Kartoffeln mit Schnitzel und Kraut mit Kassler.

Lammpfanne mit Bohnen und Reis

Zutaten für 2 Personen

200 g marinierte Lammsteaks (TK) • 400 g frische Bohnen
1 Zwiebel • 2 Knoblauchzehen • 2 EL Olivenöl • Salz, Pfeffer
50 ml trockener Weißwein • 200 g gekochter Reis (vom Vortag)

478/2004 kcal/kJ
26 g Eiweiß
27 g Fett
29 g Kohlenhydrate
7 g Ballaststoffe

Zubereitung

1 Die Steaks in Streifen schneiden. Die Bohnen verlesen, putzen, halbieren, waschen und in einem Sieb abtropfen lassen.

2 Die Zwiebel abziehen und würfeln, die Knoblauchzehen abziehen und zerdrücken. Einen Esslöffel Olivenöl in einer beschichteten Pfanne erhitzen. Die Fleischstreifen von allen Seiten anbraten, mit Salz und Pfeffer würzen, beiseite stellen.

3 Das restliche Olivenöl zum Bratensatz gießen, Zwiebelwürfel und Knoblauch darin andünsten. Die Bohnen hinzufügen,

erhitzen, mit dem Weißwein ablöschen und leise kochen
lassen, bis die Flüssigkeit fast aufgesogen ist.

4 Den Reis vom Vortag zum Erwärmen beimischen. Zuletzt
die Lammstreifen samt Bratenflüssigkeit unterheben. Das
Ganze abschmecken und auf angewärmten Tellern servieren.

TIPP Reis vom Vortag, der gekühlt wurde, ist vollkommen aus-
gequollen. Die Reiskörner haben die Reisstärke gebunden.
Wird er erneut erwärmt, quillt er nicht weiter auf, sondern
bleibt trocken. Frisch gekochten Reis hingegen sollten Sie
nicht unter die Lammpfanne mischen: Das Gericht würde
pampig werden. Servieren Sie den Reis in diesem Fall separat.

Die Nährwert-
angaben neben
den Gerichten be-
ziehen sich – wenn
nicht anders ange-
geben – jeweils auf
eine Portion.

Lamm mit Reis und Orangen

ZUTATEN FÜR 2 PERSONEN
2 Orangen • 200 g marinierte Lammsteaks (TK) • 1 Zwiebel
250 g gekochter Reis (vom Vortag) • 1 TL Butter • Salz, Pfeffer

396/1658 kcal/kJ
23 g Eiweiß
17 g Fett
37 g Kohlenhydrate
4 g Ballaststoffe

ZUBEREITUNG

1 Die Orangen schälen, auch die weiße Haut entfernen, das
Fruchtfleisch filetieren.

2 Die Lammsteaks mit Küchenpapier abtupfen, in Streifen
schneiden und in einer Pfanne von allen Seiten etwa 2 Minuten braten, dann beiseite stellen.

3 Die Zwiebel abziehen, fein würfeln. Die Zwiebelwürfel im
Bratensatz andünsten.

4 Reis und Butter hinzufügen und unter Rühren erhitzen, mit
Salz und Pfeffer würzen, Lammstreifen und Orangenfilets unterheben, auf angewärmten Tellern servieren.

TIPP Dazu passt Chicoréesalat mit einer leichten Joghurt-
sauce. Sie sollten Lammgerichte immer auf angewärmten Tellern servieren, da das Fett des Lammfleischs schnell erstarrt.

Putenspieße mit Kartoffeln

ZUTATEN FÜR 2 PERSONEN

488/2039 kcal/kJ
65 g Eiweiß
10 g Fett
32 g Kohlenhydrate
4 g Ballaststoffe

400 g Kartoffeln • 200 g Putenfilets (TK) • Salz, Pfeffer
3 EL Zitronensaft • 200 g kerniger Frischkäse • 1 EL frisch gehackte
Petersilie oder gemischte Kräuter (TK)

ZUBEREITUNG

1 Die Kartoffeln waschen und in Salzwasser in ca. 20 Minuten garen. Die Putenfilets in Scheiben schneiden. Mit Salz und Pfeffer würzen.
2 Den Backofen auf 200 °C (Umluft 180 °C, Gas Stufe 3–4) Grillstufe vorheizen. Die Kartoffeln schälen, in Scheiben schneiden und mit den Filetstücken abwechselnd auf vier Grillspieße stecken.
3 Das Olivenöl mit 1 Esslöffel Zitronensaft verrühren und die Spieße rundherum mit dieser Marinade bepinseln und im Backofen etwa 15 Minuten grillen, dabei öfter wenden.
4 Den Frischkäse mit dem restlichen Zitronensaft und den Kräutern verrühren. Mit Salz und Pfeffer würzen.
5 Je zwei Spieße auf einen Teller legen. Die Frischkäsesauce zum Dippen in Schälchen füllen.

Rosinenreis mit Lamm und Pflaumen

ZUTATEN FÜR 2 PERSONEN

688/2880 kcal/kJ
26 g Eiweiß
23 g Fett
91 g Kohlenhydrate
5 g Ballaststoffe

2 Knoblauchzehen • 50 g Rosinen • 200 g marinierte Lammsteaks (TK)
1 EL Olivenöl • 150 g Langkornreis • 1/2 l Fleischbrühe (Instant) • Salz,
Pfeffer • 1/2 TL getrockneter Thymian • 6 frische Pflaumen

ZUBEREITUNG

1 Die Knoblauchzehen abziehen und zerdrücken. Die Rosinen mit etwas heißem Wasser begießen und aufquellen lassen. Die Lammsteaks in schmale Streifen schneiden.

2 In einem Topf das Olivenöl erhitzen, den Knoblauch darin andünsten. Den Reis einstreuen und etwa 1 Minute unter Rühren anbraten, bis die Körner glasig werden.

3 Den Reis mit Fleischbrühe ablöschen, aufkochen lassen und bei milder Hitze etwa 15 Minuten garen, mit Salz, Pfeffer und Thymian würzen. Die Pflaumen waschen, entsteinen und in Streifen schneiden.

4 Sobald die Flüssigkeit aufgesogen ist, den Reis nochmals abschmecken und Rosinen sowie Pflaumenstreifen unterziehen. Die Lammstreifen in einer beschichteten Pfanne braten.

5 Den Rosinenreis mit Pflaumen auf vorgewärmte Teller verteilen und mit den Lammstreifen belegen.

Hähnchenschenkel mit Potatoe wedges

ZUTATEN FÜR 2 PERSONEN
500 g Hähnchenschenkel (TK) • 4 mittelgroße Kartoffeln
Salz, Pfeffer • edelsüßes und rosenscharfes Paprikapulver
2 EL Pflanzenöl

566/2371 kcal/kJ
52 g Eiweiß
32 g Fett
18 g Kohlenhydrate
3 g Ballaststoffe

ZUBEREITUNG

1 Die aufgetauten Hähnchenschenkel unter fließend kaltem Wasser abwaschen und mit Küchenpapier trockentupfen. Die Kartoffeln waschen, schälen und der Länge nach vierteln.

2 Hähnchen und Kartoffeln auf ein Backblech legen, mit Salz, Pfeffer und Paprika kräftig einreiben. Das Öl darüber träufeln.

3 Das Backblech bei etwa 220 °C (Umluft 200 °C, Gas Stufe 4–5) in den vorgeheizten Ofen schieben. Hähnchenschenkel und Kartoffeln 35 bis 40 Minuten backen und während der Garzeit zwei- bis dreimal wenden.

TIPP Dazu passt Naturjoghurt, das mit Tomatenmark, Zitronensaft und frisch gehackten Kräutern verrührt und mit Salz und Pfeffer abgeschmeckt wird.

Yankeepfanne mit zweierlei Bohnen

ZUTATEN FÜR 2 PERSONEN

434/1821 kcal/kJ

39 g Eiweiß

24 g Fett

15 g Kohlenhydrate

9 g Ballaststoffe

1 Rindersteak (TK) • 1 große Zwiebel • 200 g Kidneybohnen (Dose)
200 g Delikatessbohnen (Dose) • 2 EL Pflanzenöl • Salz, Pfeffer
1 Msp. Cayennepfeffer • 2 Eier • 2 EL Milch • 1 TL sortierte Kräuter (TK)

ZUBEREITUNG

1 Das aufgetaute Rindersteak in kleine Würfel schneiden. Die Zwiebel abziehen und würfeln. Kidneybohnen und Delikatessbohnen in einem Sieb abtropfen lassen.

2 In einer Pfanne das Pflanzenöl erhitzen und darin die Fleischwürfel kräftig anbraten. Die Zwiebelwürfel dazugeben, glasig dünsten, mit Salz und Pfeffer würzen. Kidneybohnen und Delikatessbohnen in die Pfanne geben, erhitzen und mit Cayennepfeffer würzen.

3 Die Eier mit Milch verquirlen und über den Pfanneninhalt gießen. Die Eier stocken lassen, mit der Gabel auflockern, die Kräuter darüber streuen. Das Ganze noch heiß in der Pfanne servieren.

Rote Bete mit Zwiebelfleisch

ZUTATEN FÜR 2 PERSONEN

383/1605 kcal/kJ

27 g Eiweiß

22 g Fett

13 g Kohlenhydrate

4 g Ballaststoffe

1 Rindersteak (TK) • 1 große Zwiebel • 250 g Rote Bete in Scheiben
(Glas) • Salz, Pfeffer • 2 EL Pflanzenöl • 5 EL trockener Weißwein
100 g saure Sahne • 1 TL sortierte Kräuter (TK) • 1/2 TL Kümmel
1 Msp. rosenscharfes Paprikapulver

ZUBEREITUNG

1 Das aufgetaute Rindersteak in Streifen schneiden. Die Zwiebel abziehen, ebenfalls in dünne Streifen schneiden.

2 Rote Bete abtropfen lassen, die Scheiben halbieren, auf zwei Teller verteilen. Leicht salzen und pfeffern.

3 1 Esslöffel Pflanzenöl in der Pfanne erhitzen und darin die Fleischstreifen von allen Seiten kräftig anbraten. Das Fleisch herausnehmen, über die Rote Bete geben und ebenfalls mit Salz und Pfeffer würzen.

4 Das restliche Pflanzenöl in der Pfanne erhitzen und darin die Zwiebelstreifen andünsten, mit Weißwein ablöschen, salzen und pfeffern.

5 Die Zwiebelstreifen über dem Fleisch verteilen. Die saure Sahne mit Kräutern, Kümmel und rosenscharfem Paprikapulver verrühren und über die Zwiebeln geben.

TIPP Dazu passen im Ofen geröstete Vollkornschnitten. Dieses Gericht ist »frauenfreundlich« wegen seines hohen Eisengehalts und für Schwangere und Menstruierende, die einen erhöhten Bedarf an Eisen haben, zu empfehlen: 100 Gramm Rote Bete enthalten 930 Mikrogramm dieses Spurenelements, sie sind außerdem reich an Folsäure und Silizium.

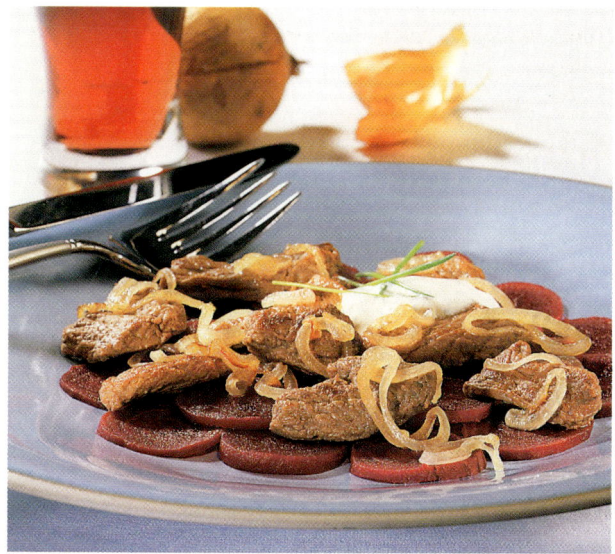

Rote Bete lässt sich gut mit den ebenfalls eisenhaltigen Kürbiskernen, mit Sprossen und Hirse oder anderem Getreide sowie mit Hülsenfrüchten kombinieren.

Putenfilets mit Weintrauben

ZUTATEN FÜR 2 PERSONEN

424/1771 kcal/kJ
33 g Eiweiß
14 g Fett
41 g Kohlenhydrate
1 g Ballaststoffe

250 g marinierte Putenfilets (TK) • 200 g weiße Weintrauben
2 EL Olivenöl • 250 g gekochter Reis (vom Vortag)• Salz, Pfeffer

ZUBEREITUNG

1 Die Putenfilets in feine Streifen schneiden. Die Weintrauben waschen, halbieren und gegebenenfalls entkernen.
2 In einer Pfanne das Olivenöl erhitzen und darin die Putenstreifen rundherum anbraten. Den Reis unterheben und unter Rühren einige Minuten erhitzen.
3 Den Putenreis mit Salz und Pfeffer würzen. Die Weintrauben unterheben und sofort servieren.

TIPP Weintrauben stärken das Immunsystem, denn ihre Fruchtsäuren sorgen für eine Entschlackung der Verdauungsorgane und für eine Entgiftung des Bluts. Weintrauben enthalten zudem viel Traubenzucker, sie sind folglich als schneller Energiespender zu empfehlen.

Gebratene Hähnchenstreifen mit Dip

ZUTATEN FÜR 2 PERSONEN

290/1211 kcal/kJ
35 g Eiweiß
13 g Fett
8 g Kohlenhydrate
2 g Ballaststoffe

250 g Hähnchenbrustfilet (TK) • 1 kleine Zucchini • 100 g Champignons • 200 g Naturjoghurt • Saft von 1/2 Orange • 1 TL gehackte Kräuter (TK) • Salz, Pfeffer • 1 EL Olivenöl • 1 TL Kräuterbutter

ZUBEREITUNG

1 Das Hähnchenbrustfilet in Streifen schneiden. Die Zucchini waschen, die Stielenden entfernen, das Fruchfleisch längs halbieren und in Scheiben schneiden.
2 Die Champignons mit einem feuchten Tuch abreiben und je nach Größe ganz lassen oder halbieren.

3 Den Naturjoghurt mit Orangensaft, Kräutern, Salz und Pfeffer verrühren und abschmecken.

4 Olivenöl in einer Pfanne erhitzen und die Hähnchenstreifen darin anbraten. Das Hähnchenfleisch auf zwei Teller verteilen.

5 Die Kräuterbutter im Bratensatz erhitzen. Zucchini und Champignons darin anbraten. Mit Salz und Pfeffer würzen.

6 Das Gemüse auf den Hähnchenstreifen verteilen und alles mit Orangenjoghurt überziehen.

Tipp Zwei bis vier Scheiben Kräuterbaguette im Backofen rösten und dazu servieren.

Rindersteaks mit Grilltomaten

Zutaten für 2 Personen

2 Fleischtomaten • Salz, Pfeffer • 1 1/2 EL Olivenöl • 2 marinierte Rindersteaks (TK) • 1 TL Zitronensaft • 200 g Gemüsemais (Dose)

435/1825 kcal/kJ
49 g Eiweiß
19 g Fett
16 g Kohlenhydrate
4 g Ballaststoffe

Zubereitung

1 Die Fleischtomaten waschen, quer halbieren und mit der Schnittfläche nach oben auf ein Backblech setzen. Mit Salz und Pfeffer würzen und mit einer Spur Olivenöl beträufeln.

2 Tomatenhälften bei etwa 180 °C (Umluft 160 °C, Gas Stufe 2–3) im vorgeheizten Backofen etwa 15 Minuten grillen.

3 Die Rindersteaks in einer beschichteten Pfanne auf jeder Seite etwa 4 Minuten braten, auf zwei Teller geben und mit Zitronensaft beträufeln.

4 Den Bratensatz mit etwas Wasser loskochen, den Mais in die Pfanne geben, erhitzen, mit Salz und Pfeffer würzen.

5 Den Mais über die Steaks verteilen, mit den Grilltomaten servieren.

Tipp Die Rindersteaks sind schon gewürzt, Vorsicht beim Nachwürzen!

Tomatenhackfleisch auf Rösti

Zutaten für 2 Personen

263/1103 kcal/kJ
14 g Eiweiß
14 g Fett
21 g Kohlenhydrate
4 g Ballaststoffe

4 Rösti-Ecken (TK) • 1 kleine Zwiebel • 2 Knoblauchzehen • 1 TL Pflanzenöl • 100 g gemischtes Hackfleisch (TK) • Salz, Pfeffer • 200 ml passierte Tomaten • 2 EL saure Sahne • 2 EL frisch gehackte Petersilie

Zubereitung

1 Die Rösti-Ecken im vorgeheizten Backofen nach Packungsaufschrift bei 220 °C (Umluft 200 °C, Gas Stufe 4–5) etwa 15 Minuten backen.

2 In der Zwischenzeit die Zwiebel abziehen und würfeln. Die Knoblauchzehen abziehen und zerdrücken. In einer Pfanne das Pflanzenöl erhitzen und Zwiebelwürfel und Knoblauch darin andünsten.

Eine andere Möglichkeit, Hackfleisch aufzubewahren, ist, das mit Zwiebeln und Knoblauch angebratene Fleisch portionsweise einzufrieren und die anderen Zutaten dann bei der Fertigstellung des jeweiligen Gerichts zuzugeben.

3 Das Hackfleisch hinzufügen und krümelig braten. Mit Salz und Pfeffer würzen und mit den passierten Tomaten verrühren. Bei kleiner Hitze 8 bis 10 Minuten garen.

4 Je zwei Rösti-Ecken auf einen Teller legen und mit Tomatenhackfleisch überziehen. Mit je einem Esslöffel saurer Sahne und frisch gehackter Petersilie garnieren.

Tipp Die gebackenen Rösti sind weniger fett als frittierte Rösti. Um den Fettgehalt weiter zu reduzieren, können Sie die Rösti nach dem Braten mit Küchenpapier abtupfen. Das Hackfleisch brät in der Pfanne das eigene Fett noch besser aus, wenn Sie etwas Wasser darüberträufeln und nur wenig Pflanzenöl verwenden. Zu diesem Gericht passt gemischter bunter Blattsalat, z. B. Römersalat mit Lollo Rosso und Sprossen kombiniert, mit einer Joghurtmarinade.

Da aufgetautes Hackfleisch nicht mehr eingefroren werden darf, empfiehlt es sich, Hackfleisch portionsweise einzufrieren: Schneiden Sie die gefrorene Packung mit einem Sägemesser in Stücke, die sie separat verpackt in den Tiefkühler geben.

Steakpfanne mit Gemüse

ZUTATEN FÜR 2 PERSONEN

1 kleine Zwiebel • 2 Knoblauchzehen • 1 Zucchini (etwa 250 g)
200 g Rindersteak (TK) • 1 Dose Gemüsemais • 100 ml Gemüsebrühe
(Instant) • Salz, Pfeffer • 50 g saure Sahne • 50 g Oliven mit Paprikafüllung

370/1552 kcal/kJ
31 g Eiweiß
13 g Fett
30 g Kohlenhydrate
7 g Ballaststoffe

ZUBEREITUNG

1 Die Zwiebel abziehen und würfeln. Die Knoblauchzehen abziehen und zerdrücken.

2 Die Zucchini waschen, ihre Stielenden entfernen, die Früchte längs vierteln und quer in Scheiben schneiden.

3 Das aufgetaute Rindersteak in schmale Streifen schneiden.
Den Gemüsemais in einem Sieb abtropfen lassen.

4 In einer beschichteten Pfanne die Fleischstreifen ohne Zugabe von Fett von allen Seiten stark anbraten. Das Fleisch herausnehmen und beiseite stellen.

5 Den Bratensatz mit etwas Brühe loskochen. Die Zwiebelwürfel und den zerdrückten Knoblauch darin andünsten.
Zucchinischeiben und Gemüsemais hinzufügen, einige Minuten unter Rühren erhitzen und mit der restlichen Brühe aufgießen.

6 Das Gemüse mit Salz und Pfeffer würzen. Die Fleischstreifen unterziehen und kurz aufwärmen.

7 Das Fleisch auf zwei Teller verteilen. Mit je einem Esslöffel
saurer Sahne überziehen. Die Oliven halbieren oder vierteln
und darüber streuen.

TIPP Wenn Sie auf saisonale Gemüseangebote achten, können Sie die Steakpfanne immer wieder abwandeln, z. B. mit
Tomaten oder Paprikaschoten, mit grünen Bohnen, Möhren
oder Sellerie. Achten Sie darauf, dass zwei- bis dreimal so viel
Gemüse wie Fleisch auf Ihrem Teller ist.

Spaghetti mit Entenfleisch und gemischtem Gemüse

ZUTATEN FÜR 2 PERSONEN

546/2290 kcal/kJ
30 g Eiweiß
30 g Fett
39 g Kohlenhydrate
7 g Ballaststoffe

100 g Spaghetti • 1 Zwiebel • 200 g frische Champignons
200 g Barbarie Entenbrust (TK) • Salz, Pfeffer • 250 g Brokkoli
200 g Möhren • 2 EL Olivenöl

ZUBEREITUNG

1 Die Spaghetti in reichlich Salzwasser nach Packungsaufschrift in etwa 8 bis 10 Minuten bissfest garen und in einem Sieb abgießen.

2 In der Zwischenzeit die Zwiebel abziehen und fein würfeln. Die Champignons mit einem feuchten Tuch abreiben und je nach Größe vierteln oder halbieren. Das Entenfleisch in schmale Streifen schneiden und mit Salz und Pfeffer würzen.

3 Den Brokkoli in Röschen teilen, waschen und in kochendem Salzwasser 2 Minuten blanchieren. Die Möhren waschen, putzen und ebenfalls in Salzwasser blanchieren.

4 Einen Esslöffel Olivenöl in einer Pfanne erhitzen und darin die Entenfleischstreifen von allen Seiten 3 Minuten braten. Die Fleischstreifen aus der Pfanne nehmen und auf einen Teller legen, mit Alufolie abdecken.

5 Das restliche Olivenöl zum Bratensatz gießen, wieder erhitzen und darin Zwiebelwürfel und Champignons einige Minuten dünsten.

6 Den blanchierten Brokkoli hinzufügen und alles in 2 Minuten unter Rühren erhitzen. Mit Salz und Pfeffer würzen. Die Spaghetti abgießen, kurz abtropfen lassen und mit dem Pfanneninhalt durchschwenken.

TIPP Die Spaghetti mit Entenfleisch lassen sich mit klein geschnittenen Aprikosen oder mit viel frischer gehackter Petersilie garnieren. Auch gedünstete Zuckerschoten passen dazu.

Schweinefilets mit Ananasreis

ZUTATEN FÜR 2 PERSONEN

1 Zwiebel • 1 kleiner Apfel • 200 g mariniertes Schweinefilet (TK)
1 EL Olivenöl • 150 g Langkornreis • Salz, Pfeffer • 1/2 l Fleisch- oder
Gemüsebrühe (Instant) • 200 g frisches Ananasfruchtfleisch

520/2175 kcal/kJ
29 g Eiweiß
9 g Fett
79 g Kohlenhydrate
4 g Ballaststoffe

ZUBEREITUNG

1 Die Zwiebel abziehen und fein würfeln. Den Apfel schälen, entkernen und in dünne Spalten schneiden. Das Schweinefilet in sehr schmale Streifen schneiden.

2 In einem Topf das Olivenöl erhitzen und darin Zwiebelwürfel und Apfelspalten andünsten. Den Reis einstreuen und unter Rühren 1 Minute mitdünsten. Mit Salz und Pfeffer würzen.

3 Den Reis mit der Brühe aufgießen und bei mittlerer Hitze 15 bis 20 Minuten garen lassen. Das Ananasfruchtfleisch in schmale Ecken schneiden. Kurz vor Ende der Garzeit die Filetstreifen sowie die Ananasstücke unterheben.

4 Den Reis weitere 5 Minuten ziehen lassen und nochmals abschmecken.

Die exotische, aber auch etwas teurere Variante: Verwenden Sie statt Ananas frische Mango.

TIPP Falls keine frischen Ananas bei ALDI erhältlich sind, können Sie das Rezept auch mit »Mission Ananas in Scheiben« (850 Milliliter) oder »Mission Ananas in Stücken« (580 Milliliter) aus der Dose zubereiten. In diesen Konserven ist allerdings das der Ananas eigene eiweißspaltende Enzym Bromelain nicht mehr vorhanden: Es zerfällt bei Temperaturen über 50 °C. Achten Sie also darauf, frische Ananas nur zu erwärmen, aber nicht zu erhitzen.

Reife Ananas sind mittelbraun bis dunkelbraun. Ihre harten Schuppen sind aufgewölbt und lassen sich leicht abzupfen. Grüne Ananas sind unreif und so stark säurehaltig, dass sie die Magenschleimhaut reizen und sogar die Zähne schädigen können.

Hähnchen im Gemüsetopf

Zutaten für 2 Personen

350/1468 kcal/kJ

34 g Eiweiß

14 g Fett

21 g Kohlenhydrate

11 g Ballaststoffe

200 g Hähnchenbrustfilet natur (TK) • 3/4 l Gemüsebrühe (Instant)
500 g gemischtes Kaisergemüse (TK) • Salz, Pfeffer• 1 TL Zitronensaft

Zubereitung

1 Das Hähnchenbrustfilet in etwa 1/2 Zentimeter dicke Würfel schneiden. Die Gemüsebrühe aufkochen. Die Fleischwürfel einlegen und bei milder Hitze etwa 10 Minuten in der Brühe ziehen lassen.

2 Das Gemüse in die Brühe einrühren und erwärmen. Das Ganze mit Salz, Pfeffer und Zitronensaft abschmecken.

Tipp Ein leichtes, schnelles, kalorienarmes und günstiges Essen. Perfekt wäre es mit einem Esslöffel frisch gehackten Kräutern. Dazu passt Knäckebrot.

Entenbrust à l'Orange ist ein Rezept aus der traditionellen französischen Küche: Es besticht durch die Kombination von würzigem Fleisch mit süßsauren Zitrusfrüchten.

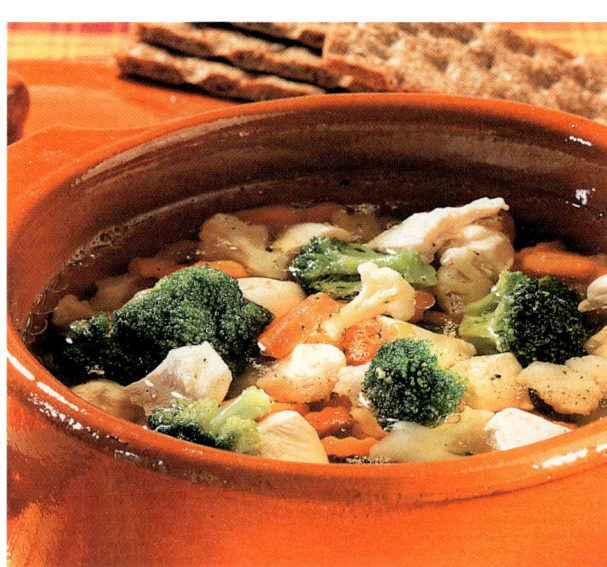

Entenbrüstchen à l'Orange

ZUTATEN FÜR 2 PERSONEN

300 g Möhren • 1 Stange Lauch • 250 g Barbarie Entenbrust (TK)
1 TL Pflanzenöl • Salz, Pfeffer • 1 TL Butter • 1 TL Zucker • 2 Orangen
100 ml Gemüsebrühe (Instant)

421/1766 kcal/kJ
26 g Eiweiß
27 g Fett
17 g Kohlenhydrate
7 g Ballaststoffe

ZUBEREITUNG

1 Die Möhren schälen und in Stifte schneiden. Die Lauchstange der Länge nach halbieren, das dunkle Grün und den Wurzelansatz entfernen, den Lauch zwischen den Blattschichten waschen und quer in Streifen schneiden.

2 Die aufgetaute Entenbrust in schmale Streifen schneiden. In einer beschichteten Pfanne das Pflanzenöl erhitzen und darin die Entenfleischstreifen von allen Seiten anbraten. Das Fleisch herausnehmen, auf einen Teller legen, mit Salz und Pfeffer würzen und mit Alufolie abdecken.

3 Butter im Bratensatz schmelzen lassen. Lauch und Möhren darin erhitzen, mit Zucker, Salz und Pfeffer würzen.

4 Eine Orange auspressen, die zweite Orange filetieren. Das Gemüse mit Orangensaft beträufeln und nach einigen Minuten mit Brühe ablöschen.

5 Das Gemüse abschmecken und die Entenbruststreifen unterheben. Das Ganze nochmals kurz erwärmen, auf zwei Teller verteilen und mit Orangenfilets garniert servieren.

TIPP Zur Entenbrust à l'Orange passt Kräuterreis. Entenfleisch ist mit 17,2 Gramm Fett auf 100 Gramm Fleisch sehr fett, es enthält jedoch auch viel Eisen (2 Milligramm pro 100 Gramm), Vitamin B1 (300 Mikrogramm pro 100 Gramm) und B2 (200 Mikrogramm pro 100 Gramm), außerdem Niazin (3500 Mikrogramm pro 100 Gramm), Natrium (80 bis 200 Milligramm pro 100 Gramm), Kalium (290 Milligramm pro 100 Gramm) und Kupfer (450 Mikrogramm pro 100 Gramm).

Gyros mit Joghurt

427/1784 kcal/kJ
31 g Eiweiß
24 g Fett
20 g Kohlenhydrate
3 g Ballaststoffe

ZUTATEN FÜR 2 PERSONEN

1 Gemüsezwiebel • 4 Kopfsalatblätter • 1 Paprikaschote
200 g Naturjoghurt • Salz, Pfeffer • 1 TL Zitronensaft • 1 EL Olivenöl
250 g Schweinefleisch Gyros Art (TK) • 2 Scheiben Toastbrot

ZUBEREITUNG

1 Die Zwiebel abziehen, halbieren und in Streifen schneiden.
Die Kopfsalatblätter waschen, trockenschwenken und in Streifen schneiden.
2 Die Paprikaschote waschen, entkernen und in kleine Würfel
schneiden. Mit dem Naturjoghurt verrühren. Mit Salz, Pfeffer
und Zitronensaft würzen.
3 Das Olivenöl in einer Pfanne erhitzen und darin unter
Rühren die Schweinefleischstreifen anbraten. Mit Salz und
Pfeffer würzen.
4 Die beiden Weißbrotscheiben toasten und je eine Scheibe
auf einen Teller legen. Mit Salat- und Fleischstreifen sowie der
Hälfte Zwiebelstreifen belegen.
5 Den Joghurt darüberträufeln und mit den restlichen Zwiebelstreifen garnieren.

Zitronenhähnchen

469/1963 kcal/kJ
34 g Eiweiß
19 g Fett
37 g Kohlenhydrate
5 g Ballaststoffe

ZUTATEN FÜR 2 PERSONEN

4 kleine Zwiebeln • 5 Knoblauchzehen • 4 kleine Kartoffeln
2 Hühnerbrüste (TK) • Salz, Pfeffer • Saft von 2 großen Zitronen
3 EL Olivenöl • 1 TL sortierte Kräuter (TK)

ZUBEREITUNG

1 Die Zwiebeln und die Knoblauchzehen abziehen. Zwiebeln
je nach Größe vierteln oder achteln. Die Knoblauchzehen
längs vierteln oder halbieren.

2 Die Kartoffeln waschen, schälen und halbieren. Jede Hühnerbrust in zwei Teile schneiden, unter fließend kaltem Wasser waschen und mit Küchenpapier trockentupfen.

3 Zwiebeln, Knoblauch, Kartoffeln und Hühnchenteile auf ein Backblech legen. Mit Salz und Pfeffer würzen. Zitronensaft mit Olivenöl und Kräutern verrühren.

4 Zitronenöl über die Zutaten träufeln. Das Backblech in den vorgeheizten Ofen schieben und das Zitronenhähnchen bei etwa 200 °C (Umluft 180 °C, Gas Stufe 3–4) in knapp 50 Minuten garen. Dabei Fleisch und Gemüse mehrere Male wenden.

Kaisergemüse mit Hackfleisch

ZUTATEN FÜR 2 PERSONEN

1 Zwiebel • 2 Knoblauchzehen • 1 EL Olivenöl • 200 g gemischtes Hackfleisch (TK) • Salz, Pfeffer • 100 ml passierte Tomaten • 1 Kräuterbaguette • 400 g Kaisergemüse (TK) • 1 TL sortierte Kräuter (TK)

647/2711 kcal/kJ
32 g Eiweiß
29 g Fett
64 g Kohlenhydrate
9 g Ballaststoffe

ZUBEREITUNG

1 Die Zwiebel abziehen und fein würfeln, die Knoblauchzehen abziehen und zerdrücken. Das Olivenöl in der Pfanne erhitzen, Zwiebelwürfel und Knoblauch darin dünsten.

2 Das Hackfleisch hinzufügen und unter Rühren krümelig braten, mit Salz und Pfeffer würzen.

3 Die passierten Tomaten unter das Hackfleisch rühren und alles bei kleiner Hitze etwa 5 Minuten dünsten.

4 Inzwischen das Baguette im vorgeheizten Ofen bei etwa 220 °C (Umluft 200 °C, Gas Stufe 4–5) resch backen. Das Kaisergemüse und die Kräuter zum Hackfleisch geben und unter Rühren einige Minuten garen lassen, nochmals abschmecken und servieren.

TIPP Das Kaisergemüse lässt sich mit geraspelten Zucchini und halbierten Cherry-Tomaten ergänzen.

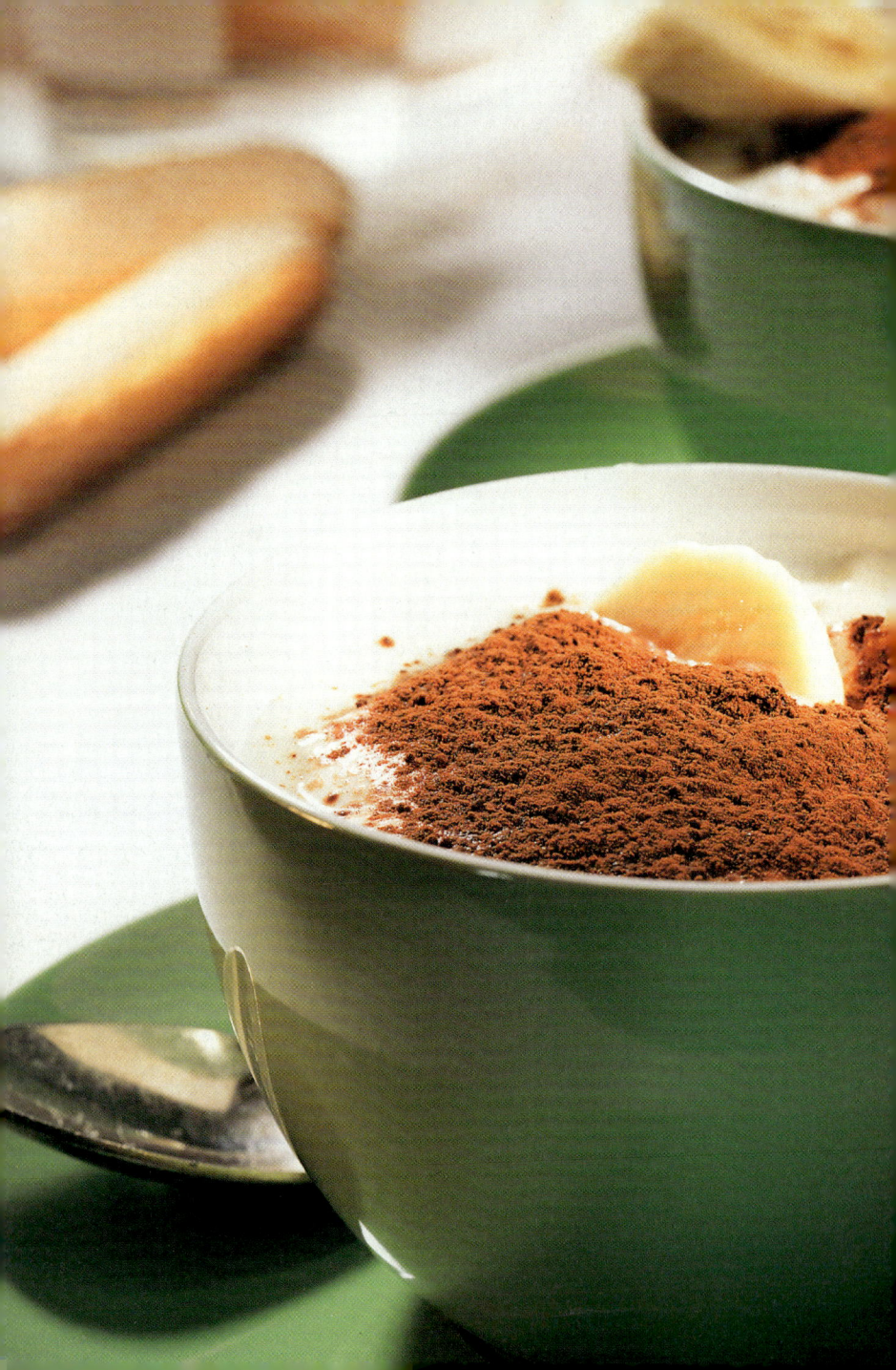

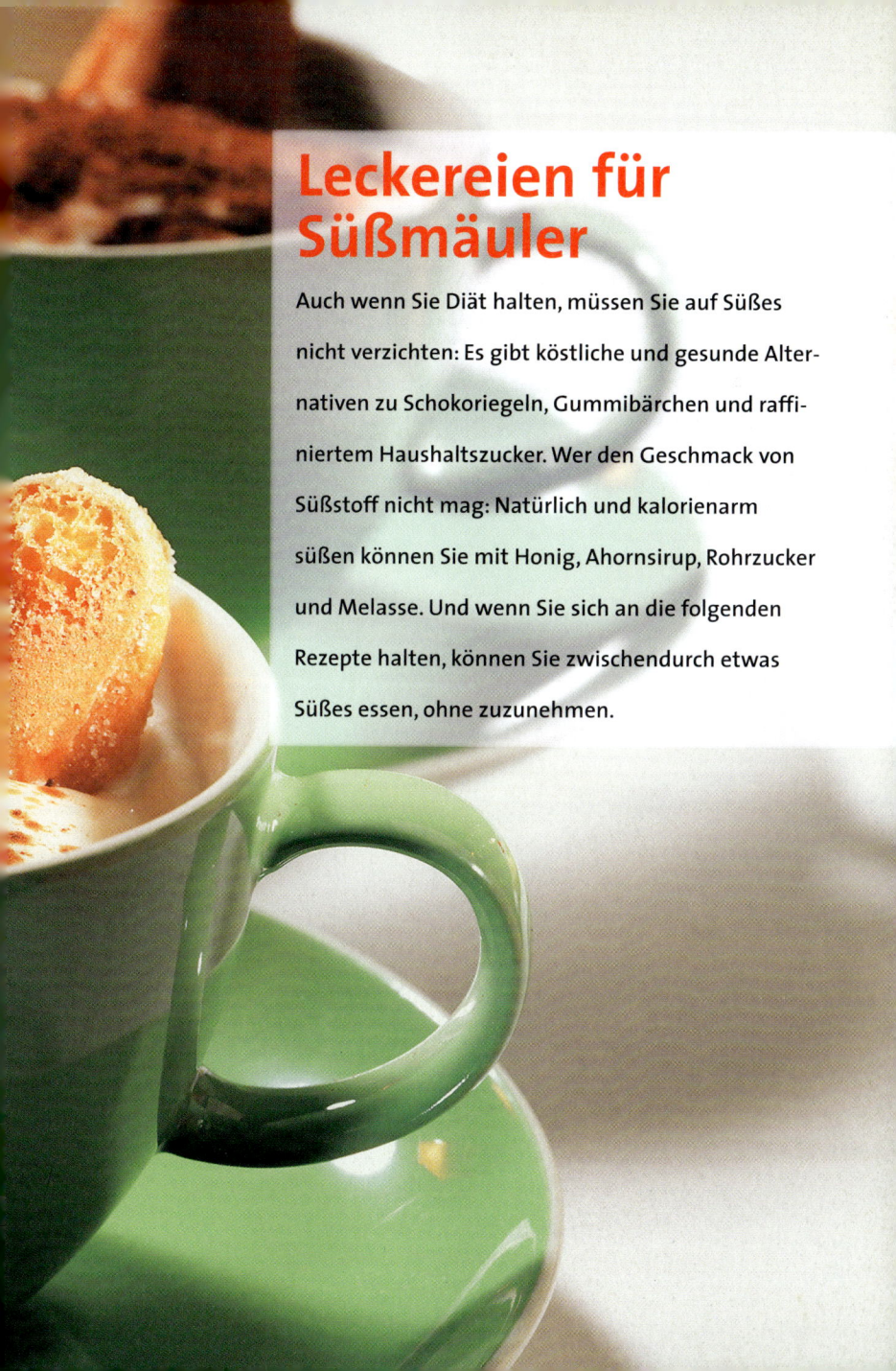

Leckereien für Süßmäuler

Auch wenn Sie Diät halten, müssen Sie auf Süßes nicht verzichten: Es gibt köstliche und gesunde Alternativen zu Schokoriegeln, Gummibärchen und raffiniertem Haushaltszucker. Wer den Geschmack von Süßstoff nicht mag: Natürlich und kalorienarm süßen können Sie mit Honig, Ahornsirup, Rohrzucker und Melasse. Und wenn Sie sich an die folgenden Rezepte halten, können Sie zwischendurch etwas Süßes essen, ohne zuzunehmen.

Ganz ohne Zucker geht's nicht

Die Nährwertangaben neben den Gerichten beziehen sich – wenn nicht anders angegeben – jeweils auf eine Portion.

Es ist sinnlos, sich während einer Diät sämtliche Süßigkeiten zu verkneifen, denn die Gefahr ist groß, dass nach der Diät das Verbotene nachgeholt wird. Maßvoll bleiben ist hier die eine Devise – nur einen Riegel Schokolade, nur eine schmale Scheibe vom Marzipanbrot. Alternativen suchen ist die andere Möglichkeit: statt des Mohrenkopfs einen Vollkornkeks, statt saurer Drops eine Hand voll Rosinen oder Trockenfrüchte, statt Baumkuchen und Sahnetorte gebackene Bananen. Die folgenden Rezepte helfen Ihnen dabei. Sie sind auch als Hauptmahlzeit geeignet.

Käsezwieback mit Trauben

ZUTATEN FÜR 2 PERSONEN

277/1159 kcal/kJ
12 g Eiweiß
15 g Fett
22 g Kohlenhydrate
1 g Ballaststoffe

100 g blaue und weiße Trauben • 2 Scheiben Zwieback • 1 EL Aprikosenmarmelade • 100 g Blauschimmelkäse

ZUBEREITUNG

1 Die Trauben entstielen, waschen und halbieren. Die Zwiebackscheiben mit Aprikosenmarmelade bestreichen.

2 Die Trauben mit den Schnittflächen auf das Brot legen und den Blauschimmelkäse darüber krümeln.

Erdbeersandwich

ZUTATEN FÜR 2 PERSONEN

600/2512 kcal/kJ
10 g Eiweiß
34 g Fett
62 g Kohlenhydrate
2 g Ballaststoffe

1 Rolle Blätterteig (TK) • 1 TL Butter • 250 g Erdbeeren • 1 Becher probiotischer Vanillejoghurt

ZUBEREITUNG

1 Den Blätterteig ausrollen und auf ein mit Backpapier ausgelegtes Backblech legen. Den Teig mit einem Messer in Quadrate von 8 bis 10 Zentimetern einschneiden, jedoch nicht durchschneiden. Die Butter schmelzen lassen, den Teig damit bepinseln und mit einer Gabel mehrmals einstechen.

2 Ein Backgitter auf den Blätterteig legen und den Teig im vorgeheizten Backofen bei 220 °C (Umluft 200 °C, Gas Stufe 4–5) in etwa 15 Minuten goldgelb und knusprig backen. Inzwischen die Erdbeeren waschen und in Scheibchen schneiden.

3 Den Teig aus dem Ofen nehmen, auf einer Arbeitsplatte kurz abkühlen lassen, an den Einschnitten durchschneiden.

4 Ein Teigquadrat mit Joghurt bestreichen, darauf die Erdbeerscheiben geben, ein weiteres Quadrat darauf setzen. Den Vorgang wiederholen. Die dreilagigen Sandwiches auf Dessertellern anrichten.

Tipp Das Backgitter verhindert, dass der Blätterteig aufgeht.

Bananen-Tomaten-Salat

ZUTATEN FÜR 2 PERSONEN

100 g Kirschtomaten • 1 große Banane • 1 Orange • 1 EL Johannisbeermarmelade • 1 EL Zitrone • Salz, Pfeffer • 1 EL Mandelblättchen

ZUBEREITUNG

1 Die Kirschtomaten waschen und je nach Größe halbieren oder vierteln. Die Banane schälen und in Scheiben schneiden.

2 Die Orange schälen, auch die weiße Haut entfernen und das Fruchtfleisch in Filets schneiden. Alle vorbereiteten Zutaten in einer Schüssel locker vermengen.

3 Johannisbeermarmelade mit Zitronensaft und 2 Esslöffeln Wasser verrühren. Mit Salz und Pfeffer abschmecken.

4 Die Johannisbeersauce mit den Salatzutaten vermengen und etwa 1 Stunde im Kühlschrank durchziehen lassen.

5 Den Salat in zwei Dessertschalen geben und vor dem Servieren mit Mandelblättchen garnieren.

183/765 kcal/kJ
3 g Eiweiß
3 g Fett
34 g Kohlenhydrate
5 g Ballaststoffe

Lauwarme Pflaumensuppe

ZUTATEN FÜR 2 PERSONEN

192/800 kcal/kJ
3 g Eiweiß
5 g Fett
31 g Kohlenhydrate
7 g Ballaststoffe

500 g Pflaumen • 1 unbehandelte Zitrone • 1 EL Zucker oder flüssiger Süßstoff • 1 Zimtstange • 1 EL Sprühsahne • 1 EL Mandelblättchen

ZUBEREITUNG

1 Die Pflaumen waschen, entsteinen und halbieren. Etwas Zitronenschale abreiben, die Zitrone auspressen.

2 In einem Topf etwa 100 ml Wasser mit Zucker und Zimtstange aufkochen. Die Hitze reduzieren und die Pflaumen einlegen. Zitronenschale und Zitronensaft dazugeben. Das Ganze abgedeckt etwa 5 Minuten leise kochen lassen.

3 Die Pflaumensuppe auf zwei tiefe Teller verteilen. Mit je einem Klecks Sprühsahne verzieren und mit Mandelblättchen bestreuen.

TIPP Ein fruchtiges Dessert, das auch kalt sehr gut schmeckt. Der Fruchtzucker der Pflaumen sorgt für genug Süße, ihre Ballaststoffe (1,7 Gramm pro 100 Gramm) für die Verdauung.

Melonensüppchen

ZUTATEN FÜR 2 PERSONEN

77/322 kcal/kJ
1 g Eiweiß
0 g Fett
17 g Kohlenhydrate
0 g Ballaststoffe

1 Honigmelone • 1 EL Zitronensaft • 1 TL Zucker oder 3 Tropfen flüssiger Süßstoff

ZUBEREITUNG

1 Die Honigmelone quer halbieren und an Boden und Spitze waagerecht so abschneiden, dass beide Hälften stabil stehen können.

2 Die Kerne mit einem Löffel herauslösen. Das Fruchtfleisch bis auf einen 1/2 Zentimeter dicken Rand mit einem Löffel herauskratzen. Die Schalen 1 Stunde in das Tiefkühlfach stellen.

3 Inzwischen das Melonenfruchtfleisch im Küchenmixer mit Zitronensaft und Zucker mixen. Den Melonensaft ebenfalls etwa 1 Stunde in den Kühlschrank stellen.
4 Die Melonenhälften aus dem Gefrierfach nehmen. Den Melonensaft aufrühren und hineingießen. Mit Strohhalmen servieren.

TIPP Zu diesem kalten Vergnügen passen als Garnitur, aber auch als zusätzliche Erfrischung Minzeblättchen, in Streifen geschnittenes frisches Koriandergrün oder Zitronenmelisse.

Gratinierte Pfirsiche

ZUTATEN FÜR 2 PERSONEN
2 große Pfirsiche • 1 EL Butter • 4 Löffelbiskuits • 50 g gemahlene Mandeln • 3 EL trockener Weißwein

ZUBEREITUNG

1 Die Pfirsiche waschen und etwa 2 Minuten in kochendes Wasser legen, bis sich die Haut löst. Die Pfirsiche herausnehmen und häuten.
2 Die Pfirsiche quer halbieren und entsteinen. Eine kleine Auflaufform mit etwas zerlassener Butter bepinseln und die Pfirsichhälften hineinlegen.
3 Zwei Löffelbiskuits zerbröseln, mit Mandeln und Butter verrühren, in die Pfirsichhälften füllen und mit etwas Weißwein beträufeln.
4 Die gefüllten Pfirsichhälften in den vorgeheizten Backofen schieben und bei 200 °C (Umluft 180 °C, Gas Stufe 3–4) 10 bis 15 Minuten überbacken.

303/1265 kcal/kJ
7 g Eiweiß
21 g Fett
18 g Kohlenhydrate
7 g Ballaststoffe

TIPP Die Füllung lässt sich mit gemahlenen Haselnüssen oder mit einem Schuss »Aurelia Amaretto«, dem Mandellikör aus dem ALDI-Spirituosenregal, variieren.

Schneller Schokoschaum

ZUTATEN FÜR 2 PERSONEN

333/1395 kcal/kJ
5 g Eiweiß
31 g Fett
10 g Kohlenhydrate
3 g Ballaststoffe

1 Flasche Sprühsahne • 1 1/2 EL Kakaopulver • 2 EL Nutcrisps

ZUBEREITUNG

1 Die Sahne in eine Schüssel sprühen und mit 1 Esslöffel Kakaopulver verrühren.

2 Den Schokoschaum auf zwei Glasschalen verteilen. Mit dem restlichem Kakaopulver bestäuben und mit den Nutcrisps garnieren. Sofort genießen.

TIPP Den Boden von zwei Dessertschalen mit Sahne besprühen. Die Sahne dick mit Kakao bestäuben und eine Schichte Bananenscheiben darauf legen. Diese mit einer zweiten Sahneschicht abdecken und wieder mit Kakaopulver bestäuben. Gut gekühlt servieren.

Orangenbuttermilch

ZUTATEN FÜR 2 PERSONEN

158/660 kcal/kJ
9 g Eiweiß
1 g Fett
24 g Kohlenhydrate
2 g Ballaststoffe

2 Orangen • 1 Päckchen Vanillezucker • 500 g Buttermilch

ZUBEREITUNG

1 Die Orangen schälen, auch die weiße Haut vollständig entfernen. Das Fruchtfleisch im Küchenmixer pürieren.

2 Das Orangenpüree mit Vanillezucker und Buttermilch kräftig aufschlagen, in hohe Gläser gießen und sofort servieren.

TIPP Reichen Sie dazu je ein Löffelbiskuit. Dieser Powerdrink macht Sie in müden Zeiten richtig munter, wenn Sie die Orangenbuttermilch zusätzlich mit ein paar Löffeln Crushed Ice durchmixen und mit frischen Früchten und Minzeblättchen oder Zitronenmelisse garnieren.

Marinierte Erdbeeren

ZUTATEN FÜR 2 PERSONEN

8 mittelgroße vollreife Erdbeeren • 3 TL Aceto balsamico • 150 g fett-armer Naturjoghurt

47/197 kcal/kJ
3 g Eiweiß
1 g Fett
5 g Kohlenhydrate
1 g Ballaststoffe

ZUBEREITUNG

1 Die Erdbeeren verlesen, ihre Stielansätze entfernen, die Früchte waschen und mit Küchenpapier trockentupfen.

2 Die Erdbeeren mit Aceto balsamico vermengen und bei Zimmertemperatur etwa 20 Minuten ziehen lassen.

3 Den Joghurt glatt rühren und bis auf 2 Esslöffel auf zwei Dessertschalen verteilen. Die Erdbeeren mitsamt der Marinade darauf geben und mit dem restlichem Joghurt beträufeln.

TIPP Perfekt wäre eine Dekoration aus frischen Minzeblättern.

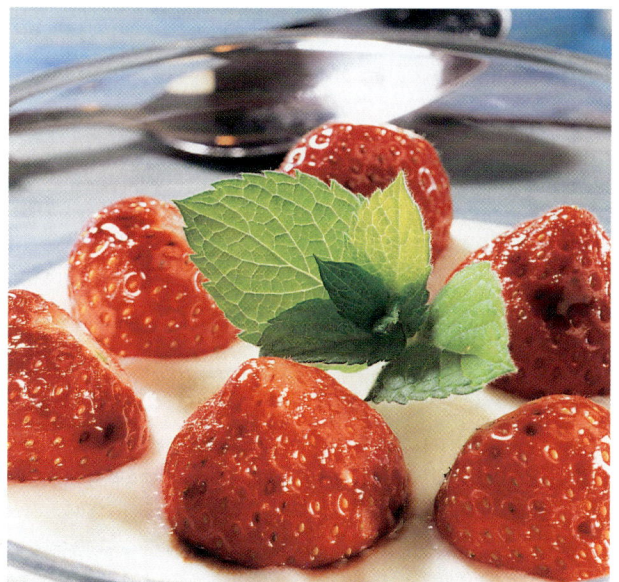

Erdbeeren und Joghurt sind nicht nur eine farblich intensive Kombination, sie transportieren auch ein wahres Paket an Biostoffen in Ihren Organismus. Halten Sie sich nicht zurück. Lassen Sie es sich schmecken!

Pochierte Birnen mit Vanille

ZUTATEN FÜR 2 PERSONEN

137/572 kcal/kJ
3 g Eiweiß
3 g Fett
24 g Kohlenhydrate
4 g Ballaststoffe

2 Birnen • 1/2 Päckchen Vanillezucker • 1 TL Zucker • 1/8 l Wasser
1 Becher probiotischer Joghurt • Vanille • 1 TL Zimtchips

ZUBEREITUNG

1 Die Birnen schälen, längs vierteln und entkernen. Vanillezucker mit Zucker und Wasser in einem Topf verrühren und
aufkochen. Die Birnenviertel darin bei mittlerer Hitze 5 Minuten ziehen lassen.

2 Die Birnen aus dem Sud nehmen, quer in dünne Scheibchen schneiden und auf zwei Dessertteller verteilen.

3 Den Joghurt gut durchrühren und die Birnen löffelweise
damit überziehen. Mit Zimtchips bestreuen.

TIPP Ein schnelles, einfaches Dessert, das alle Süßigkeits-
gelüste stillt und noch dazu ballaststoffreich und gesund ist:
Birnen enthalten 2,8 Gramm Ballaststoffe auf 100 Gramm
Fruchtfleisch, Zimtchips etwa 4,0 Gramm auf 100 Gramm.

Bratäpfel mit Rosinen und Nüssen

ZUTATEN FÜR 2 PERSONEN

327/1369 kcal/kJ
6 g Eiweiß
16 g Fett
32 g Kohlenhydrate
8 g Ballaststoffe

2 große Äpfel • 1 TL Zitronensaft• 50 g Rosinen • 5 EL trockener
Weißwein • 50 g Mandelblättchen • 1 TL Butterflöckchen • nach Belieben flüssiger Süßstoff

ZUBEREITUNG

1 Die Äpfel waschen. Mit einem Rundausstecher das Kern-
gehäuse entfernen. Äpfel mit Zitronensaft beträufeln.

2 Die Rosinen mit Weißwein beträufeln, aufquellen lassen
und mit den Mandelblättchen vermengen. Nach Belieben
etwas flüssigen Süßstoff beimischen.

3 Die Äpfel in eine feuerfeste Form geben, mit den Rosinen-Mandeln füllen und mit Butterflöckchen belegen. In den vorgeheizten Backofen schieben und bei 200 °C (Umluft 180 °C, Gas Stufe 3–4) etwa 20 Minuten garen.

Tipp Zum Servieren mit etwas probiotischem Naturjoghurt oder probiotischem Vanillejoghurt verzieren.
Äpfel sind ein Muss für Ihren Stoffwechsel: Insbesondere die Schale ist reich an Nährstoffen. Sie enthält wertvolle ungesättigte Fettsäuren, Magnesium, Karotene (die Vorstufe von Vitamin A) und Eisen. Das Fruchtfleisch hat einen hohen Kaliumgehalt: 145 Milligramm pro 100 Gramm Fruchtfleisch.

Geeister Fruchtjoghurt

ZUTATEN FÜR 2 PERSONEN

200 g Erdbeeren • 200 g Nektarinen • 1 Becher probiotischer Naturjoghurt • 1 Spritzer Zitronensaft

149/624 kcal/kJ
5 g Eiweiß
4 g Fett
21 g Kohlenhydrate
4 g Ballaststoffe

ZUBEREITUNG

1 Die Erdbeeren verlesen, waschen und klein schneiden. Die Nektarinen waschen, schälen, entkernen und ebenfalls klein schneiden.
2 Die Fruchtstücke mit dem Joghurt im Küchenmixer fein pürieren und mit Zitronensaft abschmecken.
3 Den Früchtejoghurtmix in zwei Gläser füllen, mit Klarsichtfolie abdecken und für 1/2 Stunde in das Gefrierfach stellen. Zum Abschluss mit frischen Früchten garnieren.

Tipp Diese Eisvariante ist eine gesunde, kalorienarme Alternative zum fertig gekauften Sahneeis: Dieses enthält im Schnitt 205 Kilokalorien oder 868 Kilojoule pro 100 Gramm, 3,9 Gramm Eiweiß, 11,7 Gramm Fett, 21 Gramm Kohlenhydrate und nur 0,8 Gramm Mineralstoffe.

Melonenprosecco

ZUTATEN FÜR 2 PERSONEN

29/124 kcal/kJ
0 g Eiweiß
0 g Fett
6 g Kohlenhydrate
0 g Ballaststoffe

1/2 Honigmelone • Prosecco nach Belieben

ZUBEREITUNG

1 Die Honigmelone schälen, die Kerne mit einem Löffel herauslösen. Mit einem Kugelausstecher kleine Melonenkugeln ausstechen.

2 Die Melonenkugeln in Glas- oder Sektschalen geben und mit Prosecco aufgießen.

TIPP Alternativ können Sie »Auerbach-Sekt«, »Erlenbrunn Riesling Sekt« oder ALDI-Champagner der Marke »Veuve Monsigny« verwenden.

Sherryhimbeeren in Gelee

ZUTATEN FÜR 4 DESSERTFÖRMCHEN

Pro Förmchen:
93/392 kcal/kJ
3 g Eiweiß
0 g Fett
12 g Kohlenhydrate
2 g Ballaststoffe

5 Blatt weiße Gelatine • 1/8 l trockener Weißwein • 100 ml Orangensaft • 2 EL Sherry • 2 EL Zucker • 150 g frische Himbeeren

ZUBEREITUNG

1 Die Gelatine nach Packungsaufschrift in kaltem Wasser einweichen und ausdrücken.

2 Weißwein, Orangensaft, Sherry und Zucker in einem Topf erhitzen, aber nicht kochen. Die ausgedrückte Gelatine einrühren, bis sie sich aufgelöst hat.

3 Vier Dessertförmchen mit kaltem Wasser ausspülen und mit Frischhaltefolie auskleiden. Die Folienenden dabei über die Ränder hängen lassen.

4 Die Förmchen fingerbreit mit der Gelatine-Wein-Sherry-Mischung ausgießen und in den Kühlschrank stellen, bis die Gelatine erstarrt ist.

5 Die Himbeeren auf dem Gelatinespiegel verteilen und die restliche Gelatine darüber gießen. Die Förmchen mit den überhängenden Folienenden verschließen. In den Kühlschrank stellen und in etwa 2 Stunden fest werden lassen.

6 Das Gelee zum Servieren auf vier Dessertteller stürzen und mit frischen Früchten rundherum garnieren.

TIPP Dieses Dessert wird kalorienärmer, wenn Sie den Sherry weglassen. Wenn Kinder mitessen, sollten Sie den Alkohol durch Fruchtsaft ersetzen. Sowohl rote wie weiße Blattgelatine gibt es häufig im Rahmen der Sonderaktionen bei ALDI.

Bananentiramisu

ZUTATEN FÜR 2 PERSONEN

8 Löffelbiskuits • 4 EL starker kalter Espresso • 1 EL Mandelblättchen
1 Banane • 1 EL Piri Piri Pina Colada • 1 Becher probiotischer Vanillejoghurt • 1 TL Kakaopulver

270/1132 kcal/kJ
7 g Eiweiß
7 g Fett
43 g Kohlenhydrate
4 g Ballaststoffe

ZUBEREITUNG

1 Zwei Cappuccinotassen oder entsprechende Kaffeetassen bereitstellen. Die Löffelbiskuits so brechen, dass sie die Tassenböden bedecken können.

2 Den Biskuitboden mit Espresso beträufeln und mit der Hälfte der Mandelblättchen bestreuen. Die Banane schälen, in Scheiben schneiden, mit Piri Piri Pina Colada beträufeln und auf den Mandelblättchen verteilen.

3 Den Vanillejoghurt verrühren und über die Bananenscheiben geben. Die Bananen mit einer zweiten Lage Löffelbiskuits bedecken. Sie wiederum mit Espresso tränken, mit Mandelblättchen bestreuen, mit Bananenscheiben belegen und mit einer dicken Schicht Joghurt abdecken.

4 Den Joghurt mit Kakaopulver üppig bestäuben und das Tiramisu für etwa drei Stunden in den Kühlschrank stellen.

Rote Grütze

ZUTATEN FÜR 2 PERSONEN

209/877 kcal/kJ

1 g Eiweiß

0 g Fett

47 g Kohlenhydrate

9 g Ballaststoffe

125 g Himbeeren • 125 g Johannisbeeren • 1/4 l Wasser • 50 g Zucker
2 EL Speisestärke • Puderzucker zum Bestäuben

ZUBEREITUNG

1 Die Himbeeren verlesen und waschen. Die Johannisbeeren von den Rispen streifen, Stielansätze entfernen und ebenfalls waschen.

2 Die Beeren mit dem Wasser aufkochen, etwa 2 Minuten kochen lassen. Die Beeren durch ein Sieb abgießen und den Saft dabei auffangen. Den Saft abmessen und die Menge gegebenenfalls mit Wasser auf 3/8 Liter auffüllen.

3 Den Beerensaft mit dem Zucker aufkochen. Die Speisestärke mit kaltem Wasser glatt rühren und unter Rühren in den Beerensaft geben. Das Ganze einmal aufkochen lassen und die Hitze reduzieren.

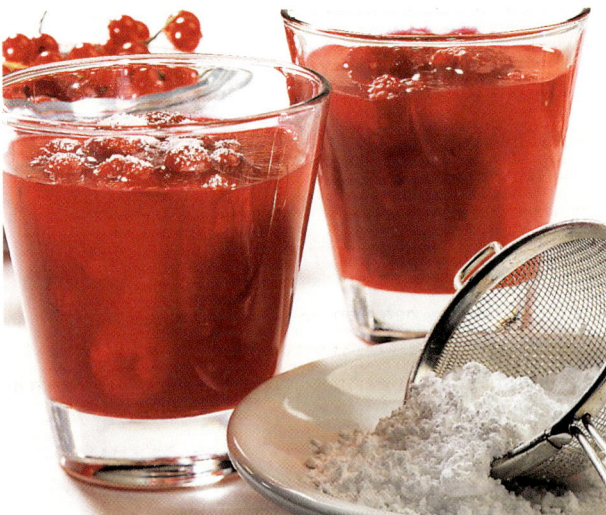

Rote Grütze ist der Klassiker unter den Süßspeisen: voller Vitamine und Ballaststoffe und Fruchtzucker.

4 Die Früchte in die Flüssigkeit einrühren und in eine kalt ausgespülte Glasschüssel füllen. Den Früchtebrei mit Puderzucker bedecken. Die Grütze im Kühlschrank vier Stunden erstarren lassen.

Erdbeerquark mit Mandeln

ZUTATEN FÜR 2 PERSONEN

50 g Mandelblättchen • 500 g Erdbeeren • 250 g magerer Speisequark • Saft von 1/2 Zitrone • 1 Päckchen Vanillezucker

ZUBEREITUNG

1 Die Mandelblättchen ohne Zugabe von Fett in der Pfanne anrösten, bis sie duften, herausnehmen und beiseite stellen.
2 Die Erdbeeren verlesen, ihre Stielansätze entfernen, die Früchte waschen, abtropfen lassen und mit Quark, Zitronensaft und Zucker im Mixer pürieren.
3 Den Erdbeerquark in einer Schüssel anrichten und mit den gerösteten Mandelblättchen bestreuen.

345/1445 kcal/kJ
24 g Eiweiß
15 g Fett
26 g Kohlenhydrate
9 g Ballaststoffe

Früchtesalat

ZUTATEN FÜR 2 PERSONEN

1 Apfel • 100 g Erdbeeren • 100 g Melonen • 5 EL Aprikosen-Orangen-Nektar • 2 EL Sprühsahne • 1 EL Mandelblättchen

ZUBEREITUNG

1 Die Früchte waschen. Den Apfel schälen und in Stücke schneiden. Die Stielansätze der Erdbeeren entfernen, die Erdbeeren halbieren. Die Melone schälen und das Fruchtfleisch in Stücke schneiden.
2 Die Fruchtstücke mit Aprikosen-Orangen-Nektar vermengen und auf zwei Dessertschalen verteilen. Mit je einem Klecks Sprühsahne und Mandelblättchen garnieren.

168/703 kcal/kJ
3 g Eiweiß
7 g Fett
22 g Kohlenhydrate
4 g Ballaststoffe

Gefrorener Bananen-Erdbeer-Joghurt

Zutaten für 2 Personen

2 kleine Bananen • 1 TL Zitronensaft • 200 g Erdbeeren • 1 TL Puderzucker • 2 Becher probiotischer Vanillejoghurt

304/1273 kcal/kJ
6 g Eiweiß
5 g Fett
55 g Kohlenhydrate
6 g Ballaststoffe

Zubereitung

1 Die Bananen schälen, in Scheiben schneiden und mit dem Zitronensaft im Mixer pürieren. Die Erdbeeren putzen, waschen, zerdrücken und mit dem Puderzucker verrühren.

2 Einen Becher Joghurt mit Erdbeermus, den zweiten Becher mit dem Bananenpüree verrühren.

3 Erdbeerjoghurt und Bananenjoghurt abwechselnd in zwei Gläser oder Dessertschalen füllen und für 1 Stunde in das Gefrierfach stellen.

Tipp Zusätzlich 100 Gramm Erdbeeren mit 1 Esslöffel Weißwein und etwas flüssigem Süßstoff pürieren und über die beiden gefrorenen Joghurts geben.

Einfaches Sherry Trifle

Zutaten für 2–4 Personen

1 kleiner Obstkuchenboden • 4 EL Sherry • 1 Dose Fruchtcocktail
2 Becher probiotischer Vanillejoghurt

Für 3 Personen:
540/2261 kcal/kJ
11 g Eiweiß
9 g Fett
98 g Kohlenhydrate
3 g Ballaststoffe

Zubereitung

1 Den Obstkuchenboden in etwa 1 Zentimeter große Stücke schneiden. Die Hälfte davon in eine Glasschüssel geben und mit 2 Esslöffeln Sherry beträufeln.

2 Den Fruchtcocktail abgießen, die Früchte kurz abtropfen lassen und die Hälfte der Fruchtstücke auf dem Sherrybiskuit verteilen. Einen Becher probiotischen Vanillejoghurt darauf verstreichen.

3 Die restlichen Biskuitwürfel auf der Joghurtschicht verteilen und wiederum mit Sherry beträufeln. Die restlichen Fruchtstücke darüber streuen und mit Joghurt bedecken.
4 Das Sherry Trifle mit Klarsichtfolie abdecken und für mindestens 2 Stunden in den Kühlschrank stellen.

Tipp Noch besser ist es natürlich, wenn Sie frische Früchte anstatt konservierter Früchte verwenden. Die Dosenfrüchte sind jedoch saftiger und geben dem Biskuit mehr Feuchtigkeit. Wenn es schnell gehen muss, können Sie auch kleine Kreise aus dem Biskuit stechen, sie mit Sherry beträufeln, mit Joghurt bestreichen und mit Früchten belegen.

Rhabarbergrütze

ZUTATEN FÜR 2 PERSONEN
250 g frischer Rhabarber • 2 EL Zucker • 1/8 l Wasser • 1/8 l Apfelsaft
1 Messerspitze gemahlener Zimt • 1 EL Speisestärke

121/511 kcal/kJ
1 g Eiweiß
0 g Fett
27 g Kohlenhydrate
2 g Ballaststoffe

ZUBEREITUNG

1 Den Rhabarber waschen, schälen und in etwa 2 Zentimeter große Stücke schneiden. Mit Zucker bestreuen und etwa 15 Minuten ziehen lassen.
2 Wasser, Apfelsaft und Zimt aufkochen. Den gezuckerten Rhabarber einlegen und bei mittlerer Hitze etwa 15 Minuten garen, bis die Stücke zu Mus zerfallen sind.
3 Die Speisestärke mit zwei Esslöffeln kaltem Wasser glatt rühren und in das Rhabarbermus einrühren. Das Mus einmal aufkochen lassen und in eine kalt ausgespülte Glasschüssel gießen. Die Rhabarbergrütze im Kühlschrank erkalten lassen.

Tipp Dazu passen sowohl Sprühsahne als auch Schlagsahne, leicht gezuckerter probiotischer Naturjoghurt, Vanillemilch oder probiotischer Vanillejoghurt.

ÜBER DIE AUTORIN

Rose Marie Donhauser absolvierte drei gastronomische Ausbildungen, u.a. als Köchin im Hotel Hilton International in München. Nach weiteren kulinarischen Erfahrungen in internationalen Hotels verfasst sie seit 1988 Kochbücher und hat bisher über 40 Titel veröffentlicht.

LITERATUR

Donhauser, Rose Marie: Trennkost mit ALDI. Südwest Verlag. 2. Auflage, München 2000

Fronek, Heidrun: Kochen mit ALDI. Südwest Verlag. 6. Auflage, München 2000

Fronek, Heidrun: Party mit ALDI. Südwest Verlag. 2. Auflage, München 1999

Müller, Norbert: ALDI. Das 5-vor-12-Kochbuch. Südwest Verlag. München 2000

Müller, Norbert: Gesunde Kräuterküche. Südwest Verlag. München 1999

Müller, Norbert: Schnelle Köstlichkeiten aus dem Wok. Südwest Verlag. München 2000

Müller, Norbert: Zucchini, Tomaten, Kürbis. Südwest Verlag. München 1999

BILDNACHWEIS

Alle Bilder stammen von Dirk Albrecht, Meinerzhagen, außer: Gettyone Stone, München: 19 (Rosemary Weller); Jump, Hamburg: 17 (Martina Sandkühler); Südwest Verlag, München: 1 (Jump/Kristiane Vey), 2 (Michael Holz)

HINWEIS

Das vorliegende Buch ist sorgfältig erarbeitet worden. Dennoch erfolgen alle Angaben ohne Gewähr. Weder Autorin noch Verlag können für eventuelle Nachteile oder Schäden, die aus den im Buch gemachten praktischen Hinweisen resultieren, eine Haftung übernehmen.

IMPRESSUM

© 2000 Südwest Verlag, München, in der Econ Ullstein List Verlag GmbH & Co. KG, München

Redaktion:
Gabriele Otto,
Christian Hilt
Projektleitung:
Dr. Alex Klubertanz
Redaktionsleitung:
Dr. Christiane Lentz
Bildredaktion:
Ute Schoenenburg
Produktion:
M. Metzger (Leitung),
A. Aatz
Umschlag:
Heinz Kraxenberger,
München
Layout:
Dr. Alex Klubertanz/
Matthias Liesendahl
DTP:
Matthias Liesendahl

Printed in Italy
Gedruckt auf chlor-
und säurearmem Papier

ISBN 3-517-08112-4